AF545672

JAMES HILLMAN

SELBSTMORD UND SEELISCHE WANDLUNG

James Hillman

Selbstmord und seelische Wandlung

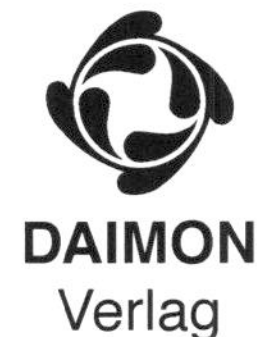

DAIMON
Verlag

Aus dem Englischen übersetzt von
Hilde Binswanger

Titel der Originalausgabe:
Suicide and the Soul
Hodder and Stoughton, London

Umschlag: Joel T. Miskin
Umschlagfoto: Leighton Miller

ISBN 978-3-85630-796-7

5. Auflage 2023
© Copyright 1980, 1984, 2023 James Hillman
und Daimon Verlag, Postfach, CH-8024 Zürich

Alle Rechte vorbehalten.

Für
Esther Straus

Inhaltsverzeichnis

Vorwort

In dem vorliegenden Buch unternimmt Dr. James Hillman den kühnen Versuch, den Beruf des Analytikers von Bindungen an das medizinische Weltbild zu befreien. Psychotherapie wurde bisher von Seiten der Medizin als ein Spezialgebiet ärztlicher Tätigkeit verstanden. Der Autor stellt dies in Frage.

Als ärztlich ausgebildeter Psychiater und Analytiker konnte ich Dr. Hillmans Ansichten nur mit Widerstand annehmen. Sicher aber scheint mir: Die beruflichen Grundlagen des Analytikers müssen neu überdacht werden. Priester, Heilkundiger und Rechtsgelehrter waren ursprünglich unter einem Berufsbild vereinigt. Heute sind ihre Berufsbilder selbständig; der Jurist ist kein Arzt und der Pfarrer kein Jurist; jeder hat sein eigenes Leitbild und seine besonderen Verpflichtungen. Und es ist heute vielleicht die Zeit gekommen – auch wenn Mediziner das bedauern – da sich die Analyse von der rein medizinischen Heilkunde sondert. Das Leitbild des Arztes ist dem Beruf des Analytikers und Psychotherapeuten in vielem nicht adäquat; der letztere muß seine eigenständigen beruflichen Grundlagen entwickeln. Die kritische Auseinandersetzung des Autors mit dem technisch-naturwissenschaftlichen Leitbild der Medizin, das die Ganzheit des Menschen verfehlt, fußt mehr auf amerikanischen als auf europäischen Voraussetzungen; es ist jedoch nicht zu übersehen, daß dieses Leitbild auch bei uns (dem allgemeinen Zeitgeist entsprechend) eine gewisse bedrohliche Faszination ausübt.

Anhand der sich auf den Selbstmord beziehenden Fragen zeigt Dr. Hillman, wie notwendig die Loslösung des Psychotherapeuten von der Medizin ist – oder muß vielleicht der Arzt sein Leitbild neugestalten? Schmerz, Krankheit und Tod sind die Feinde des Arztes; wo sie auftreten, tritt er ihnen – dazu verpflichtet ihn sein Berufsethos – kompromißlos entgegen. In diesem Sinne bekämpft er den Selbstmord mit allen ihm zur Verfügung stehenden Mitteln. Wir wissen aber aus der psychiatrischen Praxis, daß wir mit dieser „ärztlichen" Haltung dem suizidalen Patienten selten helfen können. Bei einigen an akuten Geisteskrankheiten leidenden und deshalb selbstmörderischen Patienten können wir durch Einweisung in eine Nervenheilanstalt oder durch Medikamente den Suizid vielleicht verhindern; viele andere, mehr oder weniger chronisch selbstmord-gefährdete Menschen treiben wir mit unserer eindeutigen ärztlichen Einstellung nur dazu, ihre selbstzerstörerischen Phantasien und Pläne zu verheimlichen.

Es ist Aufgabe des Analytikers, zuerst einmal *mit* dem Patienten zu gehen, ihn zu verstehen, seine Sehnsüchte und Phantasien, auch wenn diese das Leben verneinen, anzunehmen. In der Praxis führt die Analyse oder Psychotherapie nur in Ausnahmefällen in die seelischen Tiefen, die in der vorliegenden Arbeit geschildert sind. Tritt aber einmal die Möglichkeit des Selbstmords auf – wobei jeder Fall sich in besonderer Weise konstelliert –, so muß der Therapeut sozusagen die selbstmörderischen Phantasien miterleben und versuchen, deren tieferen psychologischen Sinn zu verstehen. Dies ist für den dem heutigen ärztlichen Leitbild verhafteten Analytiker sehr schwer, da er den Tod, wie immer er auftritt, sofort bekämpfen möchte.

Manche Ärzte und Psychologen sind mit dieser „Annahme" des Selbstmords vielleicht einverstanden, solange diese rein „technisch" bedingt und das Endziel des Therapeuten eindeutig die Verhütung des Suizids ist. Wenn aber unser Mitgehen mit den selbstmörderischen Patienten nur Finte ist, handeln wir unecht und unehrlich, wie es der Autor in seinen Ausführungen zeigt. Dann verliert der Patient mit Recht das Vertrauen und wendet sich vom Therapeuten ab. Können, ja dürfen wir aber ein selbstmörderisches Ende eines Lebens als etwas Anzunehmendes betrachten? Kein Psychotherapeut kann dieser Frage ausweichen.

Hillman verwehrt sich gegen den möglichen Vorwurf, er trete „für den Selbstmord“ ein. *„Es geht überhaupt nicht darum, für oder gegen den Selbstmord zu sein, sondern um die Frage, was ihm in der Seele für eine Bedeutung zukommt.“* Wir sehen also, daß der Autor die Frage auf eine völlig neue Art stellt und beantwortet. Seine Formulierungen mögen in manchen Fällen als allzu extrem erscheinen; sie wollen aber bewußt eine Herausforderung sein und können vielleicht auf diesem Weg – indem sie an die Emotionalität des Lesers appellieren – eine Diskussion über die grundlegenden Fragen, um die es ihm geht, in Gang bringen.

Adolf Guggenbühl-Craig

Zum Geleit

Die psychologische Betrachtung von Selbstmord und Tod führt zum Aufbrechen alteingewurzelter Tabus. Verschüttete Zugänge zu öffnen, erfordert Kraft, und je stärker die Widerstände sind, auf die man stößt, um so heftiger wird man den eigenen Standpunkt verteidigen. Das vorliegende Buch zeigt daher das Gesicht einer Streitschrift. Wir diskutieren darin die Selbstmordverhütung und untersuchen die Todeserfahrung; wir beurteilen das Selbstmordproblem nicht vom Standpunkt des Lebens, der Gesellschaft und der seelischen Gesundheit aus, sondern stellen dieses Phänomen in den größeren Zusammenhang von Seele und Tod. Der Selbstmord wird nicht nur als Austritt aus dem Leben, sondern auch als Eintritt in den Tod betrachtet. Dieser Ausgangspunkt steht zu der heute vorherrschenden Einstellung, insbesondere derjenigen der Medizin, im Widerspruch. Die Medizin wird also auf den Plan gerufen, und die sogenannte „Laienanalyse" erhält Sukkurs durch eine neue psychologische Perspektive. Das „ganz andere" unserer Sicht besteht darin, daß wir den Selbstmord daraufhin untersuchen, wie er auf dem Hintergrund der in der Seele wirksamen Todesvorstellung innerlich erfahren wird.

Was immer über die menschliche Seele ausgesagt werden kann, wird – sofern es überhaupt die Sache trifft – richtig und falsch zugleich sein. Die seelischen Abläufe sind derart komplex, daß keine Feststellung je das Ganze trifft. Wir können nicht die Psyche vor uns hinstellen und sie objektiv untersuchen, denn wir können nicht aus uns heraustreten. Nachdem ferner das Unbewußte jede Formulierung des Bewußtseins dadurch relativiert, daß es sie durch die entgegengesetzte und ebenso gültige Sicht ergänzt, kommt keiner psychologischen Behauptung der Charakter der Gewißheit zu. Die Wahrheit bleibt ungewiß, weil der Tod als einzige Gewißheit seine Wahrheit nicht enthüllt. Auf keinem Gebiet setzt die menschliche Unvollkommenheit dem eigenen Werk deutlichere Grenzen als in der Psychologie. Wir stehen daher vor der Wahl, entweder zu schweigen und dadurch „weise zu bleiben", oder trotz allem zu sprechen im Bewußtsein unserer „Torheit". Diese Schrift folgt der zweiten Alternative.

Diese Torheit kommt wohl am offensichtlichsten in jenen bewußt polemisch gehaltenen Abschnitten zum Ausdruck, die einen Angriff auf die Medizin und die Mediziner darzustellen scheinen. Der aufmerksame Leser wird jedoch leicht feststellen, daß es sich bei dem anvisierten Feind – um einen Schatten handelt. Dieser Schatten ist einmal das superwissenschaftliche Leitbild des modernen medizinischen Denkens, von dem mir klar ist, daß kein individueller Arzt sich je damit identifizieren würde. Zum andern geht es um ein inneres Problem: um den medizinischen Schatten in der Seele des nichtmedizinischen Psychologen selbst.

Obwohl ich für diese Arbeit die alleinige Verantwortung übernehme, danke ich allen Freunden und Kollegen, welche die verschiedenen Entwürfe durchgelesen und mir mit Anregungen und Ermutigung geholfen haben. Sie werden ihre Beiträge in meine Ausführungen hineinverarbeitet finden. Ohne ihre Unterstützung wären die Grenzen dieses Buches noch enger gesteckt geblieben, als sie es auch jetzt noch sind. Ganz besonders danken möchte ich Elisabeth Peppler, Carlos Drake, Adolf Guggenbühl, A. K. Donoghue, Marvin Spiegelman, John Mattern, David Cox und Robin Denniston. Ein spezieller Dank gebührt Eleanor Mattern, welche die ganze Arbeit verschiedene Male abschrieb und Satz um Satz des letzten Entwurfs in unermüdlichem Interesse mit mir durchging. Für die Übertragung ins Deutsche möchte ich Hilde Binswanger meinen herzlichen Dank aussprechen. Sie hat nicht nur den englischen Text in kongenialer Weise ins Deutsche übertragen, sondern ihn auch durch gewisse Modifizierungen und ausgezeichnete

Formulierungen vertieft. Einen Teil las ich vor der Selbstmordverhütungs-Gesellschaft in Los Angeles, deren Mitglieder wertvolles Material beisteuerten. Vor allen andern ist der Psychologe den Menschen verpflichtet, mit denen er in der Sprechstunde arbeitet, denn deren seelische Erfahrung ist der Brunnen, aus dem die Wissenschaft schöpft. Ich danke ihnen allen, deren Namen nicht genannt werden können. Eine wesentliche Quelle der Anregung war mir meine Frau. Durch Gespräche mit ihr fand ich den Weg zu diesem Thema und das wachsende Vertrauen in die Möglichkeit, etwas darüber auszusagen.

Zürich, 1. März 1965 J. H.

Are you willing to be made nothing?
dipped into oblivion?
If not, you will never really change.

Bist du bereit, eintauchend in den
tiefen Strom der Lethe,
zu Nichts zu werden?
Wenn nicht, ist echte Wandlung dir verwehrt.

D. H. Lawrence, *Phoenix*

Erster Teil

Selbstmord und Analyse

„Was für die Gattung natürlich ist, ist es nicht immer auch für das Individuum."

John Donne: „Biothanatos". Eine Erklärung des Paradoxons oder der These, daß der Selbstmord nicht derart von Natur aus Sünde ist, daß er niemals etwas anderes sein könnte. 1644

„Es gibt nur ein wirklich ernstes philosophisches Problem: den Selbstmord. Die Entscheidung, ob das Leben sich lohne oder nicht, beantwortet die Grundfrage der Philosophie. Alles andere ... kommt erst später. Das sind Spielereien; zunächst heißt es Antwort geben."

Albert Camus, „Der Mythos von Sisyphos". 1942

„Aufstellen der Ordnung und Auflösung des Gefügten sind aber trotz allem äußeren Anschein vom Gegenteil im Grunde menschlicher Willkür entzogen. Das Geheimnis ist, daß nur *das* Leben hat, was auch sich selber wiederum aufheben kann."

C.G. Jung, „Psychologie und Alchemie". 1944

„Sollen wir nicht zugestehen, daß wir mit unserer kulturellen Einstellung zum Tode psychologisch wieder einmal über unsern Stand gelebt haben, und vielmehr umkehren und die Wahrheit fatieren? Wäre es nicht besser, dem Tode den Platz in der Wirklichkeit und in unseren Gedanken einzuräumen, der ihm gebührt, und unsere unbewußte Einstellung zum Tode, die wir bisher so sorgfältig unterdrückt haben, ein wenig mehr hervorkehren? ... *„Si vis vitam, para mortem."* Wenn du das Leben aushalten willst, richte dich auf den Tod ein."

Sigmund Freud, „Zeitgenössisches über Krieg und Tod". 1915

„Oh build your ship of death, oh build it in time
And build it lovingly, and put it between the hands
Of your Soul."

„Oh bau' dein Todesschiff, oh bau' es solange noch Zeit ist, Und bau es mit Liebe, und bette es zwischen die Hände Deiner Seele."

D. H. Lawrence, „Ship of Death"

1. Das Problem

Jede ernsthafte Beschäftigung mit dem Leben stößt auf den Tod. Menschliche Realität heißt in erster Linie: sterblich sein. Wir bekommen das Leben nie wirklich in den Griff, wenn wir nicht bereit sind, mit dem Problem des Todes zu ringen. Man braucht weder einen Todestrieb zu postulieren, noch hochphilosophische Spekulationen anzustellen, um zu der einfachen Feststellung zu gelangen: Jeder tief erlebte innere Konflikt konstelliert den Tod. In der Selbstmord-Situation kommt das am deutlichsten zum Ausdruck. Nirgendwo anders ist der Tod so nah. Auf dem Weg zur Erkenntnis unserer selbst und der menschlichen Realität ist das Fragen nach dem Selbstmord der erste Schritt.

Da die tiefenpsychologische Analyse eine solche ernsthafte Beschäftigung mit dem Leben ist, kreist auch sie um die Frage nach dem Tod. Lebensentscheidende Fragen werden in ihr wie in einem Brennpunkt zentriert aufs intensivste erlebt, und daher wird die analytische Situation zu einem Paradigma des Lebens selbst. Alles wird bloßgelegt zwischen zwei Menschen, die in einem nach außen abgedichteten Raum in völliger Verschwiegenheit aufeinander bezogen sind. Dunkle Themen tauchen auf, denn die Analyse hat es mehr mit der linken[1], „sinistren" Seite als mit der rechten zu tun. Sie kreist um Tabus, und sie selbst ist tabu. Das Ziel der Anpassung an die soziale Ordnung gehört der rechten Seite an und wird mit bewußt gegebenen Ratschlägen zu erreichen versucht. In

1 Die Psychologie spricht in Übereinstimmung mit der Symbolgeschichte von der linken Seite als der dunklen, seelisch-verborgenen, unbewußten, und von der rechten als der hellen, geistig-klaren, bewußten. (Anm. d. Üb.)

der Analyse darf sich auch der „link"-ische, der „minderwertige" Mensch enthüllen, der unangepaßt und dunkel und für den der Selbstmord real ist. Die Analyse unterstützt die linke Seite in ihrem Bestreben, ihr eigenes Leben bewußt zu leben, ohne sich dem Richterspruch der rechten Seite zu beugen. Die rechte Seite kann die linke niemals wirklich als das anerkennen, was sie ist; sie kann sie nur von ihren eigenen Kriterien aus interpretieren.

Die Beleuchtung des Selbstmords von der analytischen Situation aus gibt uns also eine Möglichkeit an die Hand, die uns das Studium der Statistik, der Krankengeschichten oder der wissenschaftlichen Literatur nicht vermitteln kann, denn all diese Gebiete haben es mit der rechten Seite zu tun. Sie können insofern dem Problem nicht gerecht werden, als der Selbstmord ein Problem der linken, dunklen Lebensseite ist, dem eigentlichen Gebiet der Analyse. Da in ihr der ganze Umkreis des Lebens abgeschritten wird, gilt das, was in ihr entdeckt wird, in weitem Maße auch für andere menschliche Beziehungen, die sich nicht im Verstandesmäßigen erschöpfen. Die aus der analytischen Situation erwachsenen Erkenntnisse über das Selbstmordproblem lassen sich auf alle Lebenssituationen anwenden, in denen sich der Selbstmord faktisch ereignet.

Denn der Schauplatz des Selbstmords ist tatsächlich *das Leben*. Entgegen der volkstümlichen Meinung ereignen sich mehr Selbstmorde im eigenen Heim als in der Klinik. Er trifft die berühmte Persönlichkeit, von der wir in der Zeitung lesen, oder unsern Nachbarn nebenan, oder ein Familienmitglied – oder uns selbst. Wie jedes andere schicksalhafte Ereignis – Liebe, Tragödie, Ruhm – ist Selbstmord nur dann eine Angelegenheit des Psychiaters, wenn er verzerrt, das heißt Teil eines psychotischen Syndroms ist. An sich ist Selbstmord weder Syndrom noch Symptom. Daher befaßt sich diese Studie nicht mit Einzelfällen; sie will vielmehr das Selbstmordproblem so angehen, wie es sich aus der grund-menschlichen Situation der Analyse ergibt, das heißt so, wie es auch im natürlichen Ablauf jedes Lebens auftreten kann.

Der Selbstmord ist das beunruhigendste Lebensproblem. Wie kann man sich ihm anzunähern versuchen? Wie kann man es verstehen? Warum begeht man Selbstmord? Warum begeht man ihn nicht? Er trägt das Gesicht unwiderruflicher Zerstörung und läßt Schuld, Scham und hoffnungsloses Nichtverstehen zurück. Auch in der Analyse. Für den Analytiker ist das Problem des Selbstmords noch bedrängender als dasjenige einer psychotischen Entwicklung, der sexuellen Versuchung oder der physischen Gewalt, und zwar deshalb, weil sich nach allgemeinem Urteil die Verantwortung des Analytikers am reinsten in seiner Verantwortung für den Selbstmord verkörpert. An ihm wird er gleichsam „aufgehängt". Darüber hinaus ist aber das Problem grundsätzlich unlösbar, weil es nicht nur das Leben, sondern Leben und Tod und damit alle Imponderabilien umschließt, die mit dem Tod zusammenhängen. Die Beschäftigung mit dem Selbstmord führt zur Beschäftigung mit den letzten Dingen. Indem der Analytiker seine Haltung dem Selbstmord gegenüber innerlich erarbeitet, schafft und formt er an seiner Einstellung diesen ersten und letzten Dingen gegenüber und damit am Grund seines Berufes und seiner Berufung.

Die persönliche Einstellung des Analytikers zu Religion, Erziehung, Politik, Ehebruch und Scheidung, ja auch zu Ferien, Alkoholgenuß, Rauchen und Diät sollte auf seine Arbeit keinen Einfluß haben. Im Laufe seiner Ausbildung erforscht und überprüft er seine Glaubenssätze, seine Gewohnheiten und moralischen Überzeugungen, so daß diese die Arbeit mit dem Analysanden nicht behindern. Ein nur persönlicher Standpunkt reicht zur Lösung der analytischen Probleme nicht aus; daher zielt die Ausbildung auf Vermittlung einer objektiveren Haltung. Wenn in einer analytischen Stunde das Problem des Selbstmords auftritt, sollte der Analytiker es in einer Weise angehen können, die seine subjektive Einstellung übersteigt. Wie aber kann er diesem Problem gegenüber Objektivität erringen?

Objektivität heißt Offensein; und Offensein gegenüber dem Selbstmord ist nicht leicht. Das Gesetz hat ihn zum Verbrechen gestempelt, die Religion nennt ihn Sünde, und die Gesellschaft wendet sich von ihm ab. Meist versucht man ihn zu vertuschen oder mit Geisteskrankheit zu entschuldigen, so als ob er die höchste anti-soziale Verirrung wäre. Mit einer objektiven Haltung stellt man sich automatisch außerhalb des Kollektivs. Offensein gegenüber dem Selbstmordproblem heißt aber noch mehr als nur die Einnahme eines individuellen Standpunktes gegenüber der überlieferten kollektiven Moral. *Eine objektive Untersuchung auf diesem Gebiet wird in gewissem Sinn zum Verräter am Herrschaftsanspruch des Lebensimpulses selbst.* Die Frage, die in dieser Untersuchung gestellt wird, führt notwendigerweise über den genannten Impuls hinaus. Dort aber begegnen wir dem Tod; Offensein dem Selbstmord gegenüber heißt daher zu allererst, sich offen und ohne Angst auf den Tod hin bewegen.

Es geht hier zunächst um ganz praktische Fragen. Eine Patientin kommt in die Sprechstunde, und Sie stellen Narben am Handgelenk fest. Aus den ersten Besprechungen ergibt sich, daß vor einigen Jahren zwei heimliche und beinahe erfolgreiche Suizidversuche gemacht worden sind. Die junge Frau will ausdrücklich nur mit Ihnen arbeiten, weil eine Freundin sie zu Ihnen gewiesen hat und sie niemand anderem Vertrauen entgegenbringen kann. Sie stehen vor der Entscheidung: Wenn Sie sich bereit erklären, mit dieser Patientin zu arbeiten, dann nehmen Sie bewußt das Risiko auf sich, daß sie bei der nächsten Krise wieder einen Suizidversuch macht (wobei es im Wesen Ihrer Arbeit liegt, die analytische Spannung aufrechtzuerhalten, die sich vor Krisen nicht scheut).

Ein Mann leidet an Krebs und immer stärker werdenden Schmerzen. Aus familiären und finanziellen Gründen will er lieber sofort sterben, als die ihm von ärztlicher Seite noch zugestandene Frist durchzuleiden – und seine Familie mit leiden zu lassen. Er wehrt sich auch dagegen, seinen Geist in einem Zustand medikamentöser Betäubung aufzugeben und so um die Todeserfahrung betrogen zu werden. Seine bewußte Einstellung, seine Träume und seine religiöse Überzeugung sagen ihm, daß es „eine Zeit gibt zu sterben“ und daß diese Zeit jetzt gekommen sei. Er hat sich zu einer philosophischen Haltung durchgerungen und will die ihm verbleibenden Kräfte nicht mit Diskussionen erschöpfen. Was er von uns erwartet, ist Mitgefühl und verständnisvolle Führung auf dieser letzten Strecke seines Weges.

Ein junger Mann entgeht bei einem Autounfall mit knapper Not dem Tod. Er träumt, daß er in einer suizidalen Situation lebt, aber noch zu schwach ist, um sie zu meistern und sich daher noch nicht mit ihr befassen soll. Er ist beunruhigt, weil er, auch ohne den Sinn des Traumes zu verstehen, spürt, daß er in Gefahr ist. Wenn wir nun dem Hinweis des Traumes folgen und das Problem nicht mit ihm angehen, dann läuft er Gefahr, einen neuen Unfall im Sinne eines Selbstmord-Ersatzes zu erleiden. Lassen wir uns aber von seiner Besorgnis leiten und besprechen das Selbstmordproblem, dann kann es sich erweisen, daß er tatsächlich zu schwach dafür ist und der Traum „wahr" wird.

Ein Vierter erhält seltsame Botschaften von seinem vergötterten Vater, der in Übereinstimmung mit einer beeindruckenden Familientradition Selbstmord begangen hat. Er verspürt wie eine Art Zwang, auch seinerseits dem Ruf der Ahnen zu folgen; die Faszination des Todes wächst. In den Träumen treten gelähmte oder sterbende Figuren auf und weisen damit auf einen psychischen Inhalt hin, der, wenn er ins Bewußtsein tritt, den Lebensimpuls lähmen und das Schicksal erfüllen könnte.

Der „Laienanalytiker" – wie der nicht-medizinische Analytiker vielfach genannt wird – ist angesichts solcher Entscheidungen völlig auf sich selbst gestellt: er besitzt keine in der Überlieferung verankerte Position oder gesetzlich garantierte Organisation, die ihm helfen würde, die Gefahr zu bestehen. Er befindet sich in einer einzigartigen Beziehung zu seinem Gegenüber, in einer Beziehung, die eine größere Verantwortung für das Schicksal des andern in sich trägt, als sie der Gatte für die Ehefrau, der Sohn für die Eltern oder Geschwister füreinander haben, und zwar deshalb, weil er in einer ganz besonderen Art mit der Innenwelt des andern verbunden ist. Nicht nur weiß er um Dinge, die andere nicht wissen, sondern die analytische Situation selbst überträgt ihm die Rolle eines Schiedsrichters in Schicksalsfragen. Diese einzigartige Beziehung mit all ihren komplexen Erwartungen im Hinblick auf das gemeinsame

Schicksal hat man Übertragung genannt. Durch sie wird der Analytiker in das Leben des andern einbezogen wie niemand sonst. Die Übertragung begründet ein Bündnis der beiden durch dick und dünn und stellt sie mitunter in Gegensatz zu allen andern. Dieses persönliche Bündnis ist das Fundament der Analyse. Es kann mit der Beziehung des Juristen zu seinem Klienten, des Arztes zum Patienten, des Seelsorgers zum Beichtkind verglichen werden. In jenen Berufen ist jedoch die Vertrauensbeziehung eine Begleiterscheinung; sie ist bedeutsam, kann und muß aber – wie wir später noch sehen werden – in gewissen Notsituationen aufgegeben werden, in denen sie mit den Grundprinzipien dieser Berufe in Konflikt gerät. Die Übertragung hingegen ist die eigentliche Wurzel der Analyse. Man kann sie nicht zugunsten anderer Prinzipien aufgeben, ohne das therapeutische Gefäß zu zerbrechen. Sie ist das lebendige Symbol des Heilungsprozesses. In ihr kommt der dauernd wechselnde und tiefgreifende Eros der Analyse zum Ausdruck.

Wegen ihres komplexen, emotionalen und geheimnisvollen Charakters hat die Übertragung noch keine vollständige Erklärung gefunden. Der Ausdruck selbst wird von den Autoren in unterschiedlichem Sinne gebraucht. Ihr Wesen wird vielleicht deutlicher, wenn wir sie mit jener Art von Geheimnis, von Verschwiegenheit, von „allen zum Trotz" vergleichen, die wir auch in andern Manifestationen der Seele antreffen – im Kunstwerk, im religiösen Mysterium, in der leidenschaftlichen Liebe. Die Partner in der einzigartigen Beziehung der Analyse nehmen genauso an einem gemeinsamen Mysterium teil wie Liebende, Expeditionsgefährten oder religiös Eingeweihte, die von der gleichen inneren Erfahrung berührt worden sind. Die Partner in dieser via sinistra sind „Komplizen"; der Selbstmord des einen bedeutet nichts weniger als die Komplizität des andern.

Für den Psychiater liegen die Dinge anders. Er hat eine medizinische Ausbildung erfahren, und wir werden im Laufe unserer Untersuchung noch näher auf die Folgen eingehen, die sich daraus ergeben. Hier können wir vorläufig soviel sagen: der Psychiater steht auf einem wohlvorbereiteten Boden, von dem aus er der

Selbstmordgefahr begegnen kann. Er ist nicht in der gleichen Art allein wie der Analytiker, denn er ist nicht in der gleichen Weise offen für das Problem. Seine Einstellung zur Übertragung ist auf anderm Grund gewachsen und läßt ihn am Heilungsprozeß in anderer Weise teilnehmen. Vor allem weiß er von allem Anfang an, worin seine Aufgabe mit Bezug auf den Selbstmord besteht: in der Rettung des Lebens. Er besitzt die Mittel, um diese Aufgabe falls nötig sofort zu erfüllen, zum Beispiel durch physische Behandlungsmethoden (Schock, Injektionen, Medikamente). Er kann den Patienten in eine Klinik einweisen, mindestens vorübergehend zum Zweck der Selbstmordverhütung. Wie beim Soldaten, dem Polizisten oder dem Richter, tritt der Tod auch beim Arzt in Ausübung seines Berufes auf. Er wird darüber nicht zur Rechenschaft gezogen, oder dann nur oberflächlich und in außergewöhnlichen Situationen. Im Fall eines Kunstfehlers steht die Berufsorganisation für ihn ein. Der Gesellschaft gegenüber ist er kein „Laie". Die Rückendekkung durch die Berufsorganisation und die Tatsache, daß gerade er als Experte für die Beurteilung solcher Fragen angesehen wird, gibt ihm die Sicherheit der Entscheidung und beruhigt sein Gewissen.

Im übrigen gehören medizinische Fehler zum medizinischen Beruf. In der Chirurgie, der Geburtshilfe, der Anästhesie kommen Fehler in Diagnose und Medikation laufend vor. Niemand verlangt Vollkommenheit vom Arzt. Es wird von ihm erwartet, daß er im Kampf gegen den Tod unermüdlich bleibt, aber nicht, daß er jede Schlacht gewinnt. Der Arzt muß sich bis zu einem gewissen Grad an das Sterben seiner Patienten gewöhnen, denn der physische Tod ist sein ständiger Begleiter vom Beginn seiner Studien im Seziersaal der Anatomie an.

Der Psychiater hat weniger Gelegenheit, sichtbare Fehler zu begehen als der Internist oder der Chirurg. Er läuft weniger Gefahr, einen Patienten durch Tod zu verlieren – außer durch Selbstmord. Da ein Todesfall der auffälligste „Fehler" eines Mediziners ist, könnte der Psychiater versucht sein, einen Selbstmord in der gleichen Weise zu beurteilen wie der Chirurg eine mißlungene Operation.

Der Analytiker beurteilt seine Fehler von einem andern Gesichtspunkt aus. Sein oberstes Anliegen ist die *Gesundheit der Seele,* und daher beziehen sich die Kriterien seines Urteils immer auf seelisches – nicht physisches – Leben. Wir werden im Verlauf unserer Betrachtung noch sehen, daß seelische Gesundheit sich nicht immer in äußerlich sichtbarer, körperlicher Weise ausdrückt; daher sind die Fehler des Analytikers schwerer zu fassen. Die Narben und Verstümmelungen sind anderer Art. Die Erwartungen, die an die analytische Arbeit gestellt werden, sind auch komplexer als diejenigen im ärztlichen Bereich, und die Grenzen zwischen Erfolg und Versagen werden weniger deutlich. Weil ferner die analytische Arbeit in Form einer Beziehung geleistet wird, welche die gesamte Persönlichkeit des Analytikers beansprucht, ist dieser mit jedem Ereignis aufs engste verwoben. Dieses Miteinbezogensein geht viel weiter als die Verantwortung des Arztes für seine Patienten; es ist ein Beteiligtsein am Schicksal des andern, so als ob es sich um das eigene handeln würde. Daher ist der Tod eines Analysanden in gewissem Sinn auch der Tod des Analytikers, dessen Selbstmord sein Versagen. Ein Analytiker, in dessen Praxis sich die suizidalen Fälle häufen, muß sich unbedingt mit seinem eigenen Tod und der Frage nach seinem Versagen beschäftigen, denn die Menschen, die zur Therapie kommen, konfrontieren den Analytiker mit seinen eigenen Problemen. Diese Haltung unterscheidet sich von derjenigen des Arztes, der die Krankheiten und Beschwerden des Patienten nicht als etwas betrachtet, das auch zu ihm selbst gehört. Da an der einzigartigen Beziehung, die den Analytiker mit dem Analysanden verbindet, keine andere Person in gleicher Weise teilhat, trägt der Analytiker jeden Tod allein.

Seine Ausbildung hat ihn hierfür nicht genügend vorbereitet. Er wird mit dem Tod konfrontiert, ohne daß er während seiner Studienzeit wie der Arzt mit Toten und Sterbenden in Berührung gekommen wäre. Der Analytiker hat sich zwar mit dem Tod psychologisch auseinandergesetzt; er hat ihn in seiner eigenen Seele erfahren. Die Lehranalyse ist eine Einweihung in den psychologischen Tod. Eine Einweihung ist jedoch nur ein Beginn. Der Analytiker bleibt Laie, wenn er den psychischen Tod, dieses zentrale Thema seiner Arbeit, nicht dauernd mit der gleichen Beständigkeit im Auge behält wie der Arzt den physischen Tod. Um auf dem Weg dieser ständigen Konfrontierung weiterzukommen, muß der Analytiker seine Einstellung zum Selbstmordproblem gründlich erarbeiten. Dadurch wird er die Todeserfahrung immer besser verstehen, gewinnt er eine wachsende Objektivität und eine Kompetenz für die psychologische Erfassung des Todesproblems, die der des Arztes mit Bezug auf den physischen Tod vergleichbar ist.

Dort, wo der Psychiater zugleich Analytiker ist, haben wir scheinbar die ideale Situation vor uns: die medizinische Analyse. Ein solcher Psychiater könnte einerseits psychologisch arbeiten und in die erwähnte einzigartige Beziehung zum Patienten eintreten, während er anderseits sein medizinisches Rüstzeug zur Verfügung hätte für den Fall, daß ein Selbstmord sich bedrohlich anzeigen sollte. Diese Idealvorstellung beherrscht tatsächlich in unserer Zeit das praktische Vorgehen. Sowohl medizinische als Laienanalytiker bemühen sich um psychologisches Vorgehen bis zum Punkt der Selbstmordgefahr, an welchem beide die medizinische Haltung übernehmen. Obwohl dies absolut einleuchtend zu sein scheint, müssen wir uns doch die grundlegende Frage stellen: Ist vielleicht die medizinische Analyse nicht nur keine ideale Lösung, sondern sogar problematischer als Medizin oder Analyse allein?

Die Gesichtspunkte von Medizin und Analyse sind schwer zu vereinigen. Kann man analytisch arbeiten und gleichzeitig den Standpunkt der modernen wissenschaftlichen Medizin einnehmen? Kann man konsequent den Standpunkt der Tiefenpsychologie vertreten, der das Schwergewicht auf die Entwicklung der Seele legt, und gleichzeitig orthodoxe Medizin betreiben? Wir werden später noch sehen, daß Seele und Körper unter Umständen einander widersprechende Forderungen aufstellen können. Es gibt Situationen, in denen die Ansprüche des physischen Lebens verlangen, daß seelische Werte geopfert werden. Wenn man für das physische Leben einsteht, wie der Arzt es tun muß, dann kommen psychologische Überlegungen an zweiter Stelle. Beispiele hierfür können in jeder Klinik gefunden werden, in der die Tendenz zum Schutz des Lebens und zur Selbstmordverhütung dazu führt, die leidende Seele durch alle Arten psychologischen Insults zu „normalisieren". Tatsächlich trägt jede vorbeugende Maßnahme, jedes Rezept, jede Behandlungsmethode der modernen Medizin eine anti-psychologische Komponente in sich, ob es sich nun um „Tranquillizers" handelt, bei denen es offensichtlich so ist, oder um scheinbar rein technische Maßnahmen wie das Anlegen von Verbänden und Schienen. Die Behandlung des Körpers wirkt nicht auf den Körper allein. Etwas wird auch der Seele angetan; dieses Etwas kann zwar positiv sein, ist aber sicher dann negativ, wenn die möglichen Auswirkungen einer physischen Behandlung auf die Seele geleugnet oder ignoriert werden. *Wo und wann immer eine Behandlung die seelische Erfahrung außer acht läßt oder sogar danach trachtet, sie zu reduzieren oder auszuschalten, wird etwas gegen die Seele getan;* denn Erfahrung ist die einzige und alleinige Nahrung der Seele.

Wenn man anderseits für das psychische Leben einsteht, wie der Analytiker es tun muß, dann kann es sein, daß Ansprüche des physischen Lebens vereitelt werden oder unerfüllt bleiben müssen, um denjenigen der Seele, ihrem drängenden Verlangen nach Erlösung, gerecht zu werden. Dies scheint allem gesunden Menschenverstand zu widersprechen, aller medizinischen Praxis und rationalen Philosophie mit ihrer Vorstellung des „mens sana in corpore sano" ins Gesicht zu schlagen. Und doch konfrontiert uns das reale Leben immer wieder mit Situationen, in denen der Körper an zweiter Stelle kommt, und jede Neurose zeigt das Übergewicht der Psyche über das Soma.

Beim Selbstmord ist diese Spannung zwischen Körper und Seele am deutlichsten. Hier kann der Körper durch eine „reine Phantasie" zerstört werden. Kein anderes Problem zwingt uns so unerbittlich dazu, die Realität der Psyche als der des Körpers ebenbürtig anzuerkennen. Und weil jede Analyse sich um die Achse der psychischen Realität dreht, wird der Selbstmord zur paradigmatischen Erfahrung jeder Analyse und vielleicht allen Lebens.

2. Die Selbstmordverhütung im Lichte der Soziologie, Jurisprudenz, Theologie und Medizin

Eine Untersuchung über das Selbstmordproblem sollte von jenen Gebieten ausgehen können, die sich bisher am meisten damit beschäftigt haben. Erwartungsgemäß sollten diese am ehesten in der Lage sein, unsere eigene Meinungsbildung zu fördern. Und doch müssen wir uns von den traditionellen Argumenten für und gegen den Selbstmord und von deren Begründung distanzieren. So interessant sie sein mögen, eröffnen sie doch keine neuen Horizonte. Die analytische Untersuchung des Problems unterscheidet sich von andern dadurch, daß sie den Selbstmord weder von vornherein verdammt oder entschuldigt, noch ihn überhaupt irgendwie beurteilt, sondern daß sie ihn einfach zu verstehen sucht als ein Faktum der seelischen Realität. Wie erscheint diese Realität im Lichte anderer Disziplinen? Ja, die psychologische Untersuchung muß sogar fragen: Warum sehen andere die seelische Realität in dieser oder jener Weise an? Wir müssen mit der Frage beginnen, auf welche Wurzeln die – positiven oder negativen – Selbstmordargumente zurückgehen. Diese Wurzeln sind psychologische Einstellungen, die ihrerseits aus den Denk- und Vorstellungsbildern der Gebiete erwachsen sind, in denen das Selbstmordproblem am meisten diskutiert wird.

Jeder von uns, gleich welchen Berufes, arbeitet auf Grund bestimmter Vorstellungsbilder. Diese „Modelle" steuern die Art und Weise, in der wir die in unserm Beruf sich stellenden Probleme angehen. Es handelt sich dabei weniger um bewußt ausgearbeitete philosophische Überzeugungen als um halbbewußte Einstellungen, die in der Struktur der Psyche selbst verwurzelt sind. Das Studium der Vorstellungsbilder ist ein Teil der Geistesgeschichte. Dank den Forschungen von C.G. Jung über die archetypische Natur dieser grundsätzlichen Möglichkeiten der Weltanschauung ist die Geistesgeschichte empirischer, psychologischer und lebensnaher geworden; wir wissen heute, daß und wie sehr solche Vorstellungs- und Denkbilder vom Unbewußten her auf die Haltung jedes Einzelnen einwirken.

Grundlegende Vorstellungsbilder können nicht nach Belieben aufgenommen und abgelegt werden. Sie sind überlieferungsträchtig und werden von der Tradition des Berufes selbst weitergegeben, so daß wir vom Augenblick an, in dem wir an eine berufliche Aufgabe herangehen, eine archetypische Rolle übernehmen. Wo immer die Tradition lebendig ist, bildet ihr archetypischer Hintergrund einen Rückhalt für alle, die damit verbunden sind. In mancher Hinsicht ist dieser Hintergrund mächtiger als das Individuum und trägt zur Wirksamkeit der beruflichen Bemühung des Einzelnen wesentlich bei.

Nehmen wir zum Beispiel den Soziologen. Das Vorstellungsbild, das seine berufliche Einstellung beherrscht und dem er sich verpflichtet fühlt, heißt: Gesellschaft. *Die Gesellschaft* ist für ihn eine lebendige Realität; sie gibt ihm die Möglichkeit, sich selbst zu verstehen, liefert ein Denkmodell, auf Grund dessen er Hypothesen aufstellen kann, sowie ein Tatsachengebiet, auf das diese Hypothesen angewendet und an welchem sie überprüft werden können. Neu auftretende Fakten werden automatisch zu diesem Modell in Beziehung gesetzt, und je besser sie von ihm integriert werden können, um so tüchtiger ist der Soziologe.

Emile Durkheim, der als Begründer der modernen Soziologie angesehen werden kann, schrieb ein umfassendes Werk über den Selbstmord. Es ist die erste gründliche Studie über dieses Problem vom soziologischen Standpunkt aus, und nirgends könnte man die Einstellung des Soziologen zum Selbstmord klarer dargestellt finden als hier. Auf Grund der Statistiken, sogar jener noch unvollkommenen des letzten Jahrhunderts, kann jedes Jahr mit einer bestimmten

Anzahl von Selbstmorden gerechnet und diese Anzahl kann dann weiter differenziert werden nach Typus, Alter und Geschlecht der Selbstmörder. Der Soziologe weiß, daß nächstes Jahr in den Vereinigten Staaten mindestens achtzehntausend Selbstmorde auftreten werden, von denen ein bestimmter Prozentsatz in Städten erfolgt, ein bestimmter Prozentsatz auf junge Mütter entfällt, ein bestimmter Prozentsatz durch Ertränken geschieht usw.

Diese Zahlen sind so zuverlässig, daß der Selbstmord zu einem feststehenden soziologischen Phänomen wird, das jahrein jahraus, nach Gruppen und Regionen variierend, sein eigenes Dasein führt. Er ist eine grundlegende soziale Tatsache. Der Soziologe hat daher keinerlei Interesse daran, den einzelnen Individuen nachzuforschen, die dieses oder nächstes Jahr vermutlich den erwarteten Quotienten ausmachen werden. Der Selbstmord ist für ihn eine kollektive Tendenz des Sozialkörpers, die dadurch in Erscheinung tritt, daß sie jedes Jahr eine bestimmte Anzahl Opfer fordert.

Bei Vorliegen bestimmter Voraussetzungen wird ein Individuum suizidal und macht einen Selbstmordversuch. Diese Voraussetzungen sind von Durkheim und seinen Nachfolgern eingehend studiert worden. Danach kann jeder suizidal werden, der sich in gewissen sozialen Verhältnissen vorfindet, die in jeder Gesellschaftsform eine bestimmte Variable ausmachen. Durkheim sagt wörtlich: „Die Ursachen des Todes liegen eher außerhalb unserer selbst als in uns und werden nur dann wirksam, wenn wir uns in ihren Aktionsbereich begeben."[1]

Da nach dieser Auffassung das Individuum in die den Selbstmord bedingende soziale Tendenz einer Gruppe verflochten ist, kann die Tat selbst weder moralisch noch unmoralisch sein. Keine persönliche Entscheidung spielt mit hinein. Der Selbstmord ist vielmehr ein soziologisches Problem, das etwas über die Verhältnisse in einer bestimmten Gesellschaft aussagt. Die Soziologie bewertet die zum Selbstmord führenden Verhältnisse immer negativ. Der Selbstmord bedeutet eine Lockerung der sozialen Struktur, eine

1 E. Durkheim, *Le Suicide*, Paris, 1912.

Schwächung der Gruppenbindungen, eine Desintegration. Damit setzt er sich aber in Gegensatz zu dem grundlegenden Vorstellungsbild der Soziologie selbst. Als erklärter Feind der Gesellschaft muß er bekämpft und verhütet werden.

Die Soziologie beschäftigt sich sehr intensiv mit dem Problem der Selbstmordverhütung, und Durkheim hat manche erfolgreiche Anregung in dieser Hinsicht gemacht. Das Hauptziel besteht darin, das Individuum zu der Gruppe zurückzuführen, der es sich durch Scheidung oder Witwenschaft, Erfolg oder Versagen etc. entfremdet hat, denn was zum Selbstmord führt, ist die Tendenz des Individuums zur Isolierung. *Selbstmordverhütung vom soziologischen Standpunkt aus heißt Stärkung der Gruppe, was natürlich bei entsprechendem Ergebnis die Grundvorstellung der Soziologie selbst wieder stärkt.* Es wird jetzt auch klarer, weshalb sich die Soziologie so intensiv um das Selbstmordproblem bemüht. Es wird fernerhin deutlich, daß es nicht der Selbstmord an sich ist, der grundsätzlich verhütet werden soll, sondern die *desintegrierende Wirkung der Individualität.*

Wenn aber die Verhütung des Selbstmords mit der Verhütung der Individualitätsentwicklung zusammenfällt, dann kann sich der Analytiker bei der Soziologie schwerlich Rat und Hilfe für seine eigene Meinungsbildung holen. Für ihn erscheint die Tendenz nach Isolierung, nach individueller Ausgestaltung des Lebens und Lockerung der Bindung ans Kollektiv in einem ganz anderen Licht.

Wenden wir uns nun dem juristischen Standpunkt zu. Hier können wir zunächst feststellen, daß drei der großen Überlieferungen, auf denen die westliche Jurisprudenz beruht, den Selbstmord als verbrecherisch erklären: das Römische Recht, das Kirchenrecht und das englische Recht. Im Jahr 1809 stellte Blackstone in der fünfzehnten Ausgabe seiner „Kommentare“ fest, daß sich der Selbstmord gegen Gott und König richtet und „das Gesetz ihn deshalb unter die höchsten Verbrechen eingereiht hat“.

Die Verhütung des Selbstmords ist auch von diesem Standpunkt aus das eigentliche Ziel. Blackstone schlägt eine Art der

Selbstmordverhütung für Frauen vor, die gleichzeitig dem Studium der Anatomie dienlich wäre. Es erschiene ihm ein „weises Gesetz", den Richter zu verpflichten, die toten Körper „der Zerstückelung durch den Chirurgen und dann der öffentlichen Besichtigung auszusetzen". John Wesley, der erste methodistische Reformator, neigte zu ähnlich phantasievollen Ideen. Im Jahr 1790 schlug auch er vor, die nackten Leiber von Selbstmörderinnen durch die Straßen zu schleifen. Die Entweihung der Leiche war von altersher ein Ausdruck dafür, wie verrucht ein Verbrechen erschien. Im englischen Gesetz bezogen sich jedoch bis 1870 die Abschreckungsmittel gegen den Selbstmord in erster Linie auf das Privateigentum des Verstorbenen und weniger auf dessen Körper. Das Eigentum desjenigen, der bei klarem Verstand Selbstmord beging, verfiel der Krone. Im Jahr 1961 konnte nach englischem Recht der Besitz der Selbstmörder noch mit einer Buße belegt werden; Lebensversicherungen wurden an die Hinterbliebenen nur dann ausbezahlt, wenn ein solcher Fall ausdrücklich vorgesehen war. In verschiedenen Ländern gilt heute noch ein an der Tat Beteiligter, z. B. der Überlebende eines gemeinsam geplanten Selbstmords, als mitschuldig im Sinn des Gesetzes. In einigen Staaten Amerikas ist der Selbstmordversuch noch ein krimineller Akt. Was für die Soziologie „die Gesellschaft", ist für die Jurisprudenz „das Recht". Das Rechtsprinzip kann von drei Grundbeziehungen hergeleitet werden: von der Beziehung des Menschen zu Gott, von seiner Beziehung zu den Mitmenschen, von seiner Beziehung zu sich selbst. Durch die Trennung von Kirche und Staat und die Säkularisierung des Rechts ist die erste Art weitgehend aus dem heutigen Gesetz verschwunden. Die zweite Art steht im Dienste der Aufrechterhaltung des Sozialvertrags. Familie, staatliche Institutionen, privatrechtliche Verträge, Rechte und Pflichten der Staatsbürger sowie Privatbesitz sind alles Einrichtungen, die auf staatlich garantierte Stabilität angewiesen sind. Das Gesetz garantiert diese Stabilität dadurch, daß es das Prinzip der Kontinuität in sein System hineinverwoben hat, daß es reibungslose Übergänge vorsieht und künftige Eventualitäten berücksichtigt. Ein plötzlicher Tod zerreißt das Gewebe, das der Jurist dann mit

Fäden verschiedenster Art wieder zusammenflicken muß: mit Nachfolgerechten, Todesklauseln, Testamenten, Erbschaftssteuern und ähnlichem. In Rechtsschriften werden Vorbehalte bezüglich Elementarereignisse aufgenommen, und ein Todesfall erscheint als Akt höherer Gewalt. Auch solche Tode sind plötzlich, aber da sie von außen kommen, werden sie akzeptiert. Erinnern wir uns an Durkheim: „Die Ursachen des Todes liegen mehr außerhalb unserer selbst als in uns ...". Das Gesetz scheint nur von einem „Deus ex machina" Kenntnis zu besitzen, der von außen her eingreift. Beim Selbstmord liegt aber die Todesursache innerhalb der eigenen Person; bei ihm handelt es sich weder um Elementarereignisse noch um höhere Gewalt, sondern um eine einseitige Verletzung des Vertrags. Indem der Selbstmörder willentlich das Gewebe zerreißt, übertritt er das Gesetz.

Die dritte Art von Recht – die aus der Beziehung des Menschen zu sich selbst entspringt – ist nie ausdrücklich in die Rechtsprechung einbezogen worden, außer in dem Sinne, daß der Einzelne davor geschützt werden muß, durch Übergriffe von andern in dieser seiner Beziehung zu sich selbst geschädigt zu werden. Die Garantie persönlicher Freiheit gesteht dem Menschen ein inneres Recht zu, sagt aber nichts über dessen Art aus. Vorschriften darüber, wie jemand denken, sprechen oder seine Religion ausüben bzw. nicht ausüben soll, werden als Eingriffe in dieses innere Recht angesehen. Für eine Reihe kontinentaler Gesetzgebungen scheint der Selbstmord zu den unausgesprochenen Rechten der Persönlichkeit zu gehören. Von den drei großen Pfeilern der westlichen Rechtsprechung jedoch wurde er nicht im Hinblick auf die Beziehung des Menschen zu sich selbst beurteilt. Die Beurteilung erfolgte von außen her, so als ob der Mensch zuerst Gott und dem König und erst dann sich selbst gehören würde. Wiederum werden wir darüber belehrt, daß der Mensch nicht zugleich seiner Individualität wie auch Gott und der Gesellschaft dienen kann.

Wenn aber das Gesetz den Selbstmord nicht als ein zu schützendes Recht betrachtet, so wie es gewisse Freiheiten und das Eigentum schützt, gesteht es dann nicht andern das Recht zu, über die

Gestaltung unserer Beziehung zu uns selbst zu bestimmen? Werden wir dann nicht durch eine äußere Instanz daran gehindert, unsern möglicherweise als Schicksal empfundenen, eigenen Weg zu gehen? Befiehlt uns das Gesetz nicht zu leben?

Der Eingriff in das persönliche Recht im Namen des interpersonalen oder sozialen Rechts ist tatsächlich immer sehr ausgeprägt gewesen. Die juristische Überlieferung in England gestand von allen Mordarten nur dem Selbstmord keine Möglichkeit der Rechtfertigung oder Entschuldigung zu. 1961 ist der Selbstmord noch als schweres Verbrechen beurteilt worden, als eigentlicher Mord, während Tötung aus Notwehr, als Akt der öffentlichen Gerechtigkeit oder in Verhütung einer verbrecherischen Tat als „berechtigt" erklärt werden konnte. Tötung aus Unachtsamkeit, durch unglückliches Zusammentreffen von Umständen, im Widerstand gegen ungesetzliche Verhaftung und als Selbstschutz (z. B. gegen Vergewaltigung) kann entschuldigt werden. Mit andern Worten: Im Sinne der juristischen Überlieferung können wir andere auf verschiedene Weise und aus verschiedenen Gründen töten, ohne das Gesetz zu brechen; daß wir uns selbst töten, kann aber unter gar keinen Umständen gerechtfertigt oder entschuldigt werden. Die Formel lautet: „Ich kann nicht mein eigener Henker sein." Das öffentliche Recht läßt also unter gewissen Umständen zu, daß ich andere töte, aber nur das öffentliche Recht entscheidet darüber, ob ein Bürger sich selbst seinem Machtbereich entziehen darf oder nicht. Da aber das Gesetz keinen Gerichtshof vorsieht, der über Anträge auf Selbstmord befinden könnte, kann die Auflösung des Sozialvertrags durch vorsätzliches In-den-Tod-Gehen nur auf dem Weg einer Gesetzesübertretung erfolgen. Der Selbstmörder ist schuldig und kann seine Unschuld grundsätzlich nie beweisen. Ein Analytiker, der diesen traditionellen Standpunkt übernimmt, muß jeden Selbstmord von vornherein verwerfen. Das Gesetz ließ eine Tür offen – geistige Verwirrung. Diese schließt die Anwendbarkeit der zweiten Art von Recht aus und ermöglicht so die dritte. Wenn ein Mensch als nicht mehr fähig erachtet wird, sich von den Regeln des auf der Vernunft basierenden Sozialvertrags leiten zu lassen, zerreißt sein Tod das Gewebe nicht mehr. Er ist nicht mehr in die Sozialstruktur einbezogen, seine Worte und Taten liegen außerhalb des Rahmens. Vom rationalen Gesichtspunkt der Gesellschaft aus gesehen, ist er in gewissen Sinne bereits tot.

Im äußersten Fall heißt das: Recht wird gesprochen durch Diffamierung der Persönlichkeit. Um nicht zum Mörder gestempelt werden zu müssen, wurde man für geisteskrank erklärt. Die Formel lautete: „im Zustand geistiger Umnachtung". Der „gesunde" Selbstmord wurde somit vertuscht oder als Unfall darzustellen versucht.

Kann es sich der Analytiker ebenfalls auf diese Weise leicht machen? Wohl kaum – denn seine Aufgabe besteht darin, die Handlungen des Individuums auf seine gesunden Motivationen hin zu untersuchen. Würde er die oben beschriebene juristische Auffassung übernehmen, so hieße das alle Unterschiede verwischen und jeden Selbstmord als Verrücktheit erklären, gleichgültig wie er von innen her aussieht.

Wenn wir nach dem Vorstellungsbild fragen, das den gesetzlichen Selbstmordverboten und -Vorbeugungsmaßnahmen zugrundeliegt, dann stoßen wir auf die Bibel. Das religiöse Gesetz geht dem säkularen voraus, und das Gebot: „Du sollst nicht töten" bildet die Grundlage sowohl des juristischen als auch des theologischen Standpunktes.

In seinem „Gottesstaat" überprüft Augustin dieses Gebot im Hinblick auf den Selbstmord von Judas und von Lucretia, jener Römerin, die sich das Leben nahm, um ihre Keuschheit zu bewahren. Augustin interpretiert rigoros: Das Gebot meine genau das, was es sagt; es könne nicht in der Weise umgebogen werden, daß Gott zu Moses sagen wollte: „Du sollst nicht *andere* töten." Auch nach dieser Auffassung ist – wie nach der juristischen – der Selbstmord eine Form des Mordes. Wie das Gesetz uns zu leben befiehlt, so gebietet uns auch die Theologie zu leben.

Es wäre nur eine logische Folge von Augustins Interpretation, daß auch Pazifismus und Vegetariertum zu christlichen Dogmen erklärt würden. Genau wie die Jurisprudenz, sanktioniert aber auch die Theologie gewisse Arten des Tötens – nur niemals den Selbstmord. So gilt das Gebot „Du sollst nicht töten" z. B. nicht für Hinrichtungen, Tierschlachtungen und Krieg. Sich selbst das Leben nehmen hingegen ist unweigerlich eine Sünde, und ein bei klarem Verstand begangener Selbstmord bringt nach den Vorschriften der römisch-katholischen Kirche den Toten um das kirchliche Begräbnis. Diese Auffassung beschränkt sich aber nicht auf den Katholizismus; so hat jene protestantische Richtung, die durch den Amerikanischen Rat Christlicher Kirchen repräsentiert wird, im Jahr 1961 folgende Resolution erlassen, in welcher der anglikanische Vorstoß zur Abschaffung der britischen Selbstmordgesetze abgelehnt wird: „Tod durch Selbstmord setzt jeder möglichen Reue ein Ende. Gott der Allmächtige schuf das Leben. Es gehört Ihm. Mord, einschließlich Selbstmord, übertritt Sein Gesetz."

Warum hat die Theologie vor dem Selbstmord mehr Angst als vor allen anderen Formen des Tötens? Weshalb wird die Theologie so sehr von ihm umgetrieben?

Der theologische Standpunkt entspringt der Idee vom Schöpfergott: „Der allmächtige Gott schuf das Leben. Es gehört Ihm." Wir haben uns nicht selbst erschaffen. Das sechste Gebot folgt aus dem ersten und zweiten, die Gott an die oberste Stelle setzen. Wir können uns das Leben nicht nehmen, weil es nicht uns gehört. Es ist ein Teil von Gottes Schöpfung, und wir sind seine Geschöpfe. Wer den Tod wählt, lehnt die von Gott geschaffene Welt ab und verleugnet seine eigene Geschöpflichkeit. Die eigene Entscheidung darüber, wann der Zeitpunkt des Sterbens gekommen ist, demonstriert etwas Ungeheuerliches: Stolz. Man setzt sich selbst auf den Richterstuhl, von dem aus doch nur Gott über Leben und Tod entscheiden darf. Selbstmord ist für den Theologen *der* Akt der Auflehnung und Abtrünnigkeit, denn er verleugnet die Voraussetzungen der Theologie selbst. Dies muß noch näher erläutert werden.

Theologie ist die Lehre von Gott, und der Experte auf diesem Gebiet ist der Theologe. Das Wort der Theologie über Gott und Religion ist autoritativ. Wenn wir ins Auge fassen, durch Selbstmord in den Tod zu gehen, weil wir auf diese Art Gott gehorchen zu müssen glauben, dann entziehen wir uns dem autoritativen Spruch der Theologie. Wir setzen uns selbständig mit Gott auseinander. Ein solches Vorgehen kann zu religiöser Verblendung und theologischer Anarchie führen, in der jeder Mensch seinen eigenen Gott, seine eigene Sekte, seine eigene Theologie besitzt. Und doch, auf welch anderem Weg kann der Einzelne dem immanenten Gott begegnen oder die theologische Vorstellung von der Seele als dem Tempel Gottes als Realität erfahren? Im Buche des Predigers Salomo heißt es, daß es eine Zeit gibt zu sterben. Wenn Gott diese Zeit kennt, wie tut Er sie dem Menschen kund? *Die Theologie will uns glauben machen, daß Gott nur durch Schicksalsschläge sprechen und der Tod nur von außen kommen kann.* Auch in dieser Sicht also ist der Tod, wie für die Soziologie und die Jurisprudenz, exogen, er kann uns nur in der äußeren Welt begegnen: im Feind, im Unfall, in der Krankheit. Wir tragen ihn nicht in uns; er lebt nicht in der Seele.

Kann aber Gott nicht auch durch die Seele sprechen oder eine Tat von unserer eigenen Hand verlangen? Ist es nicht eine Überheblichkeit der Theologie, Gottes Allmacht dadurch zu beschränken, daß sie den Tod nur in einer Weise zuläßt, die das theologische Vorstellungsbild nicht bedroht? Denn nicht Gott oder die Religion werden durch den Selbstmord verleugnet, sondern nur der Anspruch der Theologie, darüber zu bestimmen, wie wir in den Tod eingehen sollen. Der Selbstmörder beweist der Theologie, daß er ihre alten Waffen, das Jenseits und das Jüngste Gericht, nicht fürchtet. Daraus, daß der Selbstmord anti-theologisch ist, folgt aber nicht, daß er irreligiös sein muß. Kann Gott dem Menschen nicht auch dadurch kundtun, daß die Zeit zu sterben gekommen ist, daß Er ihn von innen her zum Selbstmord drängt? So schrieb David Hume in seinem kurzen Essay „Über den Selbstmord“: „Wenn ich mich in mein eigenes Schwert stürze, empfange ich meinen Tod genau so aus der Hand der Gottheit, wie wenn er mir in einem Löwen, einem Abgrund oder einem Fieber begegnen würde.“

Daß der Selbstmord unter gewissen Umständen auch vom theologischen Standpunkt aus gerechtfertigt werden kann, zeigen das rabbinische Gedankengut sowie der Fall der Heiligen Apollonia in der Katholischen Kirche. Apollonia (gest. 249) stürzte sich als Märtyrerin in die Flammen. Sie wurde heiliggesprochen, weil ihr Tod im Dienste Gottes stand. Durch ihre Tat stellte sie sich in Gegensatz zu der Masse der christlichen Märtyrer, die zwar willentlich der Exekution entgegengingen, aber niemals die Hand gegen sich selbst erhoben. Von den Juden ist der Selbstmord als Martyrium immer anerkannt worden. Wird er begangen, um den staatlich befohlenen Greueln der drei schwersten Sünden zu entgehen: Götzendienst, Inzest und Mord, dann kann er gerechtfertigt werden. Der Selbstmord wird so zu einer Form des Martyriums, zu einem Opfer, dargebracht auf dem Altar von Gottes Heiligkeit. Mit andern Worten: Auch die Theologie kann den Selbstmord anerkennen und zwar dann, wenn er auf Gott bezogen und religiöser Natur ist. Aber nur das theologische Dogma darf darüber entscheiden, ob ein solcher Fall vorliegt oder nicht. Somit bestimmt das Dogma, was eine religiöse Handlung ist.

Ob eine Tat lediglich eine theologische Sünde oder wirklich irreligiös ist, hängt aber nicht vom Dogma ab, sondern von ihrer seelischen Evidenz. Das Dogma hat seinen Urteilsspruch schon gefällt. Da Gott sich aber nicht von den Dogmen der Theologie einfangen läßt, sondern sich auch auf dem direkten Weg über die Seele manifestieren kann, müssen wir uns mit der *Frage nach der allfälligen Berechtigung eines Selbstmords an die Seele wenden.* Hieraus folgt: Der Analytiker kann von der Theologie keine Hilfe erwarten, sondern muß das Problem von seinen eigenen Voraussetzungen aus angehen und seine eigene Lösung suchen.

Wenden wir uns nun abschließend noch der Medizin und den Medizinern zu. Das oberste Prinzip des Arztes heißt: „Primum nihil nocere" – vor allem nicht schaden. Seine Aufgabe besteht darin, Kranksein zu verhüten und zu bekämpfen, Krankheit zu entdecken, zu behandeln, wo immer möglich zu heilen; immer zu trösten; Schäden zu beheben, Schmerzen zu lindern, zu ermutigen; kurz: das physische Wohlbefinden, das heißt das Leben, zu fördern. Alles, was sich diesem Ziel entgegenstellt, muß abgewehrt werden, denn es gefährdet das grundlegende Vorstellungsbild: Förderung des Lebens. Wo die einzelnen Ziele selbst miteinander in Konflikt geraten – die Behebung eines Schadens Schmerzen verursacht, ein Schmerz heilend wirkt oder das lindernde Morphium eine Krankheit auslöst – muß eine Werthierarchie aufgestellt werden. *Aber der oberste Wert in dieser Hierarchie ist immer die Förderung des Lebens.*

Der Erfolg einer medizinischen Behandlung, das heißt die Frage, ob die Förderung des Lebens tatsächlich eingetreten ist, wird auf Grund physischer Abläufe beurteilt. Der Arzt verläßt sich in erster Linie auf quantitativ meßbare Fakten wie Pulsfrequenz, Temperatur, Grundumsatz, Blutdruck sowie auf gründliche Untersuchungen der Sekrete und Funktionen der Organe. Für die Medizin ist Leben organisches Leben, Leben des Körpers. Der Mediziner interpretiert seine Leitidee „primum nihil nocere" im Sinne des Körpergeschehens, das heißt er fragt sich, ob seine Handlungen dem physischen Leben helfen oder schaden. Die Wirkung seiner Behandlung auf die Psyche steht in seiner Wertskala nicht an oberster Stelle.

Das angestrebte Ziel – Leben zu fördern – rechtfertigt für den Arzt jedes Mittel, um einen Patienten am Selbstmord zu hindern. Sein Anliegen ist es nicht, danach zu fragen, ob möglicherweise die Maßnahmen, die darauf gerichtet sind, einen sich der Selbstzerstörung zuwendenden Menschen zu verwahren, zu beruhigen, zu isolieren und einer Aussprache zugänglich zu machen, gewisse Werte der Persönlichkeit, welcher der Arzt doch gerade helfen möchte, verletzen können. Das medizinische Denkmodell selbst unterstützt die unbedingt zu befolgende Regel: jede Andeutung einer Selbstmordgefahr, jede Todesbedrohung ruft unmittelbar nach Schloß und Riegel, Medikamenten und Dauerüberwachung – eine Behandlung, die im allgemeinen dem Verbrecher vorbehalten ist.

Es wird vom modernen Arzt nicht erwartet, daß er sich mit der Seele seiner Patienten beschäftige, außer in Fällen, in denen die seelische Verfassung die körperliche Gesundheit beeinträchtigt. Wo eine psychologische Behandlung empfohlen wird, wird diese nicht als eigenständige Notwendigkeit angesehen, sondern als ein Mittel unter andern zur Erreichung des ärztlichen Zieles: gutes physisches Funktionieren. Nach Ansicht des Arztes sollte der Einfluß der Seele auf das reibungslose Ablaufen der gesunden physiologischen Funktionen auf ein Minimum reduziert werden. Er würde zwar durchaus anerkennen, daß dieses physiologische Wohlbefinden einem allgemeiner aufgefaßten Wohlbefinden – im kulturellen, sozialen, psychologischen Sinn – als Basis dienen soll. Aber sein Blick bleibt auf die unmittelbare Förderung des natürlichen Lebens gerichtet, und wie ein guter Gärtner widmet er seine Aufmerksamkeit den physischen Voraussetzungen, aus denen das psychische Wachstum erblühen kann.

Es ist nicht Aufgabe des Arztes, die psychische Entfaltung zu verfolgen oder seine Handlungen im Hinblick auf seelische Notwendigkeiten zu beurteilen. Sein Erfolg bemißt sich vollumfänglich nach meßbaren Körperfunktionen. Damit etwas gemessen werden kann, muß es aber in Mengen oder Maßeinheiten ausgedrückt werden können. Der Maßstab, an dem die medizinischen Höchstleistungen bezüglich Lebensförderung am deutlichsten abgelesen werden können, ist die Kurve der Lebenserwartung. *Förderung des Lebens heißt jetzt Verlängerung des Lebens.* Einem Patienten „geht es besser" heißt, er wird „länger leben". Besserung ist quantitativ meßbar, und die medizinische Gleichung lautet: gutes Leben = mehr Leben.

Leben kann aber nur verlängert werden auf Kosten des Todes. Förderung des Lebens heißt also Hinausschieben des Todes. Der Tod als die einzige Bedrohung, gegen welche die Medizin kein Mittel kennt, ist der Erzfeind des gesamten Systems. Der Selbstmord, der dem medizinisch erfaßbaren Leben des Patienten ein Ende setzt, muß daher in allererster Linie bekämpft werden. Der Dienst am Leben des Patienten beschränkt sich in diesem Fall auf dessen einen Aspekt: die zeitliche Ausdehnung. Sogar der tröstende Zuspruch dient diesem Ziel, denn der Arzt ist verpflichtet, den Tod mit jeder nur möglichen Waffe zu bekämpfen. Und trotzdem bewegt sich auch das gesündeste Leben des kräftigsten Körpers jeden Tag näher auf seinen Tod hin.

Wenn nun der Arzt seine Aufgabe, Leben zu fördern, in dieser Weise interpretiert und die psychologischen Auswirkungen seiner Handlungen in den Hintergrund treten läßt, wie kann er dann objektiv auf das Selbstmordproblem eingehen? Durch die Festlegung auf sein Berufsethos ist er ebenso sehr in ein Dogma eingespannt wie ein Theologe, der seine Glaubensartikel verteidigt. Sein Vorstellungsmodell erlaubt ihm nach heutiger Auffassung keine andere Alternative als die Fortsetzung des physischen Lebens um jeden Preis. Selbstmord verkürzt das Leben, fördert also das Leben nicht. Der Arzt kann sich mit dem Patienten nicht in eine Erörterung über den Tod einlassen. In jedem Augenblick kann die akute Selbstmordgefahr ihn zwingen, den Rückzug anzutreten. *Der Standpunkt, den das medizinische Vorstellungsbild den Arzt einzunehmen verpflichtet, ist hochstehend und achtenswert, aber seine Grenzen werden dort sichtbar, wo es sich um die Erforschung des Selbstmords handelt.* Selbstmord heißt Tod – und der ist der Feind. Vom medizinischen Denkmodell aus wird der Selbstmord *a priori* verurteilt. Er kann medizinisch nur als Symptom, als eine Verirrung, verstanden werden, der man einzig und allein im Sinne der Verhütung begegnen kann.

Die Denkmodelle, auf denen die vier besprochenen Gebiete beruhen, die sich am meisten mit dem Selbstmord beschäftigen, können also dem Analytiker nicht weiterhelfen. Sie alle verurteilen den Selbstmord von vornherein und zwar zum Teil eben deshalb, weil er ihre grundlegenden Vorstellungsbilder bedroht. Darum tragen sie auch alle verwandte Züge. Die Verhütung des Selbstmords ist für sie lebenswichtig, denn durch ihre Modelle geistert die Angst vor dem Tod. Diese Angst rührt daher, daß diese Denkschemata dem Tod keinen adäquaten Platz einräumen. Für sie steht der Tod außerhalb des Lebens; er lebt nicht in der Seele, ist nicht eine dauernd präsente, die Entscheidung herausfordernde Möglichkeit. Würden sie dies zugeben, dann hieße das, die Möglichkeit eines zu rechtfertigenden Selbstmords anerkennen – und damit würden sie ihre eigene Position untergraben. Weder die Gesellschaft, noch das Gesetz, noch die Kirche, noch das Leben stünden dann noch auf sicherem Boden.

Vom Standpunkt der Soziologie, der Jurisprudenz, der Theologie und der Medizin aus gesehen ist die Verhütung des Selbstmords ein legitimes Ziel. Es mag tatsächlich überall richtig und notwendig sein, außer in den zahlenmäßig relativ geringfügigen Fällen, in denen wir bei den analytisch mit uns arbeitenden Menschen das Selbstmordrisiko auf uns nehmen und durchhalten müssen. Die traditionelle Einstellung hat vieles für sich und ist von ehrwürdigem Alter; sie muß jedoch von einem Standpunkt aus, der völlig außerhalb ihres Bereichs liegt, neu überprüft werden. Einige Denker haben dies bereits getan, so vor allem Donne, Hume, Voltaire, Schopenhauer, aber sie sind nicht modern: Es fehlt ihnen der psychologische Standpunkt, der sich mit den grundlegenden Vorstellungsbildern selbst auseinandersetzt, anstatt die den Selbstmord betreffenden Ideen zu diskutieren, die ja erst aus diesen Vorstellungsbildern erwachsen. Von diesem psychologischen Standpunkt aus müssen wir fragen, ob der Selbstmord mit einem bestimmten Denkmodell unvereinbar sei. Wenn ja, dann ist die Selbstmordverhütung nur eine verschleierte Form von „Vor-Urteil", das seinerseits auf einer grundsätzlichen Angst vor dem Tod basiert. Wenn man als Analytiker die unbedingte Selbstmordverhütung als ein Vorurteil ansieht und dieses bekämpft, weil es nicht zum Verständnis des Selbstmords als eines psychischen Phänomens führt, dann heißt das keineswegs, daß man „für den Selbstmord" ist. Wie bereits ausgeführt, *geht es überhaupt nicht darum, für oder gegen den Selbstmord zu sein, sondern um die Frage, was ihm in der Seele für eine Bedeutung zukommt.*

Unsere Aufgabe ist somit eine andere als die der oben beschriebenen Gebiete: Wir müssen den analytischen Standpunkt herausarbeiten. Hier mag die vorläufige Feststellung genügen, daß der Analytiker nicht die Auffassung jener Kollegen übernehmen kann, die, obschon sie sich gegenseitig unterstützen, dem Analytiker doch nicht helfen können, der fragend und forschend in seiner täglichen Arbeit mit dem Problem des Selbstmords konfrontiert wird.

Der analytische Gesichtspunkt wird unabhängig von diesen Disziplinen herausgearbeitet werden müssen, denn der Selbstmord enthüllt eben diese Unabhängigkeit der Psyche von der Gesellschaft, dem Gesetz, der Theologie und sogar vom Leben des Körpers. Der Selbstmord ist nicht nur deshalb derart bedrohlich für die genannten Gebiete, weil er ihre traditionellen Leitlinien mißachtet und sich in Gegensatz zu ihren Vorstellungsbildern stellt, sondern weitgehend auch deshalb, weil er die selbständige Wirklichkeit der Seele machtvoll bestätigt.

3. Selbstmord und Seele

„Die wichtigste Aufgabe einer gründlichen wissenschaftlichen Studie über den Selbstmord besteht darin, eine ‚Taxonomie', d. h. Klassifikation von Selbstmord-Arten aufzustellen." Mit dieser von Farberow und Shneidman in „The Cry for Help" gemachten Feststellung scheinen alle Autoren, die sich zum Selbstmordproblem geäußert haben, übereinzustimmen. Demzufolge gibt es heute eine völlig unübersichtliche Terminologie: Die Selbstmorde werden unterteilt in pathologische, panische, altruistische, anomische, egoistische, passive, chronische, vorbedachte, religiöse, politische Arten und so weiter. Beziehungen werden hergestellt zwischen Selbstmord und Luftdruck, Sonnenflecken, jahreszeitlichen und wirtschaftlichen Schwankungen, oder zwischen Selbstmord und biologischen Faktoren wie Vererbung, Schwangerschaft und Menstruation. Der Zusammenhang mit Tuberkulose, Lepra, Alkoholismus, Syphilis, Psychose, Diabetes wird untersucht. Es gibt Publikationen über den Selbstmord in der Schule, in der Armee, im Gefängnis usw. Statistische Übersichten klassifizieren die Selbstmordrate pro hunderttausend Einwohner nach Alter, Geschlecht, Religion, Rasse und Siedlungsart. Kulturhistorische Untersuchungen zeigen verschiedene Haltungen gegenüber dem Selbstmord in verschiedenen Zeiten und Ländern auf, sowie Wandlungen nach Art und Häufigkeit der Selbstmorde im Verlauf sich wandelnder Epochen und Kulturphilosophien.

Sodann erfahren wir von Massen-Selbstmorden: von wahnsinnigen Tänzern aus dem vierzehnten Jahrhundert in Mitteleuropa, von russischen Dorfbewohnern, die sich im siebenten Jahrhundert massenweise in die Flammen warfen, von jungen Japanerinnen, die sich im zwanzigsten Jahrhundert in den Mihara-Yama-Vulkan stürzten. Selbstmord aus Liebeskummer geschieht mit Vorliebe durch Sturz von besonderen Brücken, von Kirchen, Monumenten und Türmen. Ganze Städte, Sekten und militärische Einheiten sind lieber bis zum letzten Mann gestorben, als daß sie sich ergeben hätten. Es gab christliche Märtyrer, von denen John Donne schrieb: „Viele ließen sich taufen, nur weil sie dann verbrannt wurden" – so sicher war das Martyrium der Weg zum Himmel. Die Bibel erzählt von Simson, der, als er sein Haus über sich und den Feinden zusammenstürzen ließ, ausrief: „Laßt mich mit den Philistern sterben!" und sie erzählt von Judas, jenem ersten modernen Menschen, der „hinging und sich erhängte". All das können wir lesen, aber was verstehen wir davon? Inwiefern kann es dem Analytiker helfen?

Wenden wir uns Berichten über Einzelpersonen zu, so finden wir solche der verschiedensten Art: Petronius, der sich in echt epikuräischem Stil nach Belieben die Adern öffnete und wieder schloß, scherzte mit seinen Freunden, als er das Blut zum letzten Mal ausfließen ließ; Seneca und Sokrates, in Ungnade gefallen, gaben sich selbst den Tod; die Antike überliefert den Selbstmord von Hero im Hellespont, von Sappho, die sich bei Neritos vom Felsen stürzte, von Cleopatra, von Jokaste, der Mutter und Gattin des Ödipus, von Portia, die Brutus und Paulina, die Seneca in den Tod folgte; in neuerer Zeit sind es Hart Crane, Herbert Silberer, Thomas Beddoes, Cesare Pavese, Virginia Woolf und Männer von Rang und Tatkraft wie Condorcet, Castlereagh, Forrestal, Winant, Vargas, Hemingway, der Nobelpreisträger Bridgman und der Stierkämpfer Belmonte.

Was haben wir von den folgenden zu halten: einer Tochter von Karl Marx, den Söhnen von Eugene O'Neill, von Thomas Mann, Robert Frost, Hermann Melville?

Und wie stellen wir uns zu den hunderten von Kindern, die sich jedes Jahr das Leben nehmen – Kinder, die weder psychotisch, noch geistig zurückgeblieben oder verwahrlost, und von denen einige weniger als zehn Jahre alt sind?

Wiederum müssen wir uns fragen: Kann es uns weiterführen, wenn wir all diesen Einteilungen noch unsere eigene beifügen? Wir könnten zum Beispiel *kollektive* Selbstmorde ins Auge fassen, wie den panischen Tod einer Tierherde, den heroischen Angriff einer Brigade oder den rituellen Tod des indischen *suttee.* Als kollektiv wären auch die Selbstmorde jener Leute anzusehen, die als politische Mörder oder *Kamikaze* („Selbstmord-Piloten") zum Sterben gedungen werden, das *harakiri* oder *seppuku* (Bauchaufschlitzen) der japanischen Männer (für die Frauen wird Durchschneiden der Kehle vorgeschrieben) und die überraschend große Anzahl der Selbstmorde unter den Ardjiligjuar-Eskimos (60mal mehr als in ganz Kanada).

Eine andere Gruppe wären die *symbolischen* Selbstmorde. Sie können in bizarrer Weise in der Öffentlichkeit begangen werden, wie es z. B. der exhibitionistische Peregrinus auf einem parfümierten Scheiterhaufen vor der brüllenden Menge bei den Olympischen Spielen tat. Sie sind grundsätzlich vielleicht schizoider Art, wie auch der Selbstmord eines Menschen, der seinen Leib zum Opfer bringt und dabei einem archetypischen Modell der Zerstückelung oder des religiösen Martyriums folgt. Die Intensität des Triebs unterscheidet sich in solchen Fällen kaum von jener, die den Trinker zum Alkohol, den Süchtigen zur Droge treibt. Das heißt, der Mensch wird überwältigt vom Trieb, seinen eigenen symbolischen Tod zu finden; es liegen Berichte über alle möglichen und unmöglichen Methoden vor: Trinken von Phenol, Essen von Glas oder giftigen Spinnen, sich Übergießen mit Benzin, das daraufhin angezündet wird, Entzünden einer verschluckten Feuerwerkrakete, Kriechen in einen Löwenkäfig ...

Weiter könnten wir eine Gruppe von *emotionalen* Selbstmorden aufstellen, die durch eine übermächtige Leidenschaft ausgelöst werden: zum Beispiel aus Rache an Feinden, um andere in Angst und Schrecken zu jagen, aus Wut über eine Frustration „es der Welt schon zeigen wollen"; Selbstmord aus Demütigung über einen finanziellen Zusammenbruch, aus Scham über öffentliche Bloßstellung; Selbstmord aus Schuld und schlechtem Gewissen, aus angstvollem Entsetzen, aus Altersmelancholie, Einsamkeit, Verlassenheit, aus Kummer, Apathie und Leere, aus „trunkenem Elend" oder Verzweiflung über ein Versagen, besonders ein Versagen in der Liebe. Hierher würden auch die Erfolgs-Selbstmorde gehören, der „Sprung vom Gipfel". Emotional müßten auch der suizidale Hilferuf „Rette mich" genannt werden, der suizidale Drang zu töten und der Drang, getötet zu werden, die Vereinigung im Liebestod, das Selbstopfer als „imitatio dei", wie auch jene Selbstmorde, die begangen werden, um körperlichen Leiden durch Folter oder Krankheit, dem Gefängnis oder der Gefangennahme im Krieg zu entgehen.

Sodann gäbe es die Selbstmorde aus *geistigen Motiven,* deren Grund in der Treue zu einer Sache, einem Prinzip oder einer Gruppe liegt. Wir denken dabei an den Hungerstreik oder den asketischen Selbstmord, der den Weg zum Nirwana öffnet, den Märtyrertod, vor dem die frühen Kirchenväter nicht zurückzuweichen empfahlen, und vielleicht auch an den Tod des Sokrates und des Seneca, ferner an den Selbstmord aus Nihilismus, aus Revolte und aus Absurdität.

Die erste allgemeine Schlußfolgerung, die der Analytiker aus diesen verschiedenartigen Berichten und Aufstellungen ziehen kann, ist die folgende: *Der Selbstmord ist eine menschliche Möglichkeit. Der Tod kann gewählt werden.* Der Sinn dieser Wahl ist je nach Umständen und Individuum verschieden. Und hier, wo die Aufzählungen und Einteilungen aufhören, beginnt das analytische Problem. Der Analytiker befaßt sich mit dem individuellen Sinn eines Selbstmords, der aus der Klassifizierung nicht hervorgeht. Er geht von der Voraussetzung aus, daß jeder Tod sinnvoll und in irgendeiner Art verstehbar ist, unabhängig von Gruppen und Einteilungen. Er stellt sich zum Selbstmord genau gleich ein wie zu jeder andern Verhaltensweise, mit der er konfrontiert wird, z. B. mit jenen bizarren Symptomen, die wir schizophren, oder den funktionellen Störungen, die wir psychosomatisch nennen. Für den Analytiker hat jedes Verhalten ein sinnvolles „Innen", dessen Sinn er durch Sich-hinein-Versetzen zu verstehen sucht.

Dies ist die psychologische Einstellung. Das heißt, für den Analytiker ist die erste Voraussetzung, sein grundlegendes Vorstellungsbild, die Seele. Indem er den Standpunkt vertritt, daß jeder Selbstmord einen von jedem andern verschiedenen, individuellen Sinn hat und zwar auch dort, wo das äußere Verhalten ausgesprochen typisch und soziologisch klassifizierbar ist, bekennt er sich zur verstehbaren, individuellen Persönlichkeit jedes Menschen, auf die der Selbstmord bezogen ist und durch die er verstanden werden kann. Er sieht das Intentionale in jedem menschlichen Ereignis. Er forscht nach dem Sinn.

Das äußere Verhalten des Menschen trägt im allgemeinen typische Züge. Von außen gesehen ist jeder Tod einfach ein Todesfall. Er sieht immer gleich aus und kann durch die Medizin und das Gesetz genau definiert werden. Wenn Selbstmord als „Verhalten" beschrieben und als Selbstzerstörung definiert wird oder als Anfangsstadium einer Tat, die nach Auffassung des Täters in Selbstzerstörung enden soll, dann sind alle Selbstmorde Selbstmord-"Fälle". Der individuelle Mensch, der diesen Tod gewählt hat, ist zu „einem Selbstmord" geworden. Wenn der Tod von außen betrachtet wird, wo ist dann noch Raum für die Seele und ihre Todeserfahrung? Wo liegt der Sinn der Tat? Wo ist die Tragödie und wo der Stachel des Todes?

Je mehr der naturwissenschaftliche Standpunkt die Erforschung des Selbstmords beherrscht, um so ausschließlicher muß dieser von außen betrachtet werden. Aus diesem Grund wird die Klassifizierung zu einer Falle für die Psychiatrie, die Soziologie und andere Gebiete, deren Hauptanliegen es doch sein sollte, das menschliche Verhalten zu verstehen. Ein Beispiel für die Verschiebung des Schwergewichts von innen nach außen liefert das Werk von Shneidman, dessen Autorität auf dem Gebiet des Selbstmordproblems unbestritten ist. Er und seine Mitarbeiter, von der „Taxonomie" fasziniert, ersetzen bewußt die Ausdrücke Selbstmord und Tod durch „Selbstzerstörung", „Beendigung", „Psyche" – alles Worte, die von jedem emotionalen Gehalt, jedem psychischen Leben sorgfältig gereinigt worden sind. So groß ihre Forschungsarbeit sein mag

– das, was sich aus ihrer Beschreibung von Krankengeschichten und ihrer diagnostischen Klassifizierung mit Bezug auf den Selbstmord ergibt, ist banal. Ihre Verarbeitung von Selbstmord-Notizen, die sie zum Schluß kommen läßt, daß falsches Überlegen („verwirrte suizidale Logik") für die Tat verantwortlich und daß der Selbstmord ein „psychosemantischer Irrtum" sei, könnte eine wahrhafte Parodie auf die Forschung darstellen, wäre es nicht so traurig, so übel und so typisch für den Wissenschaftskomplex der Psychologie.

Allerdings kann die wissenschaftliche Forschung gar nicht anders als die Phänomene von außen betrachten. Sonst könnte sie keine allgemeinen Feststellungen machen, und es gäbe überhaupt keine Begriffe wie Selbstmord und Tod. Mit Recht kann auch gesagt werden, daß sich niemand ganz real „in" etwas hineinversetzen kann und daß immer ein Bruch zwischen Subjekt und Objekt besteht. Ohne Gruppierungen und Klassifizierungen wäre jeder Akt ein einmaliger: Wir könnten keine Prognosen stellen, kein Wissen registrieren, nichts lernen. Wichtige Diskussionsthemen der psychologischen Praxis – wie Verwahrlosung, Alkoholismus, Psychopathie, Homosexualität – fallen unter auf diese Weise gebildete Begriffe. Das Wort „Neurose" selbst, das so viele Formen, Symptome und Mechanismen in sich begreift, ist ein von „außen" geprägter Begriff, der individuelle Verschiedenheiten außer acht läßt. *Der Analytiker muß aber seinen Bezug zur Innenwelt aufrechterhalten und sein grundlegendes Vorstellungsbild bewahren.* Sonst beginnt er, seine Patienten als Einzelfälle einer Kategorie anzusehen und meint, er müsse Verwahrlosung, Psychopathie, Homosexualität usw. heilen, während es doch sein Auftrag ist, sich der Seele der individuellen Persönlichkeit zuzuwenden, die nur in ihrem äußeren Verhalten typische Züge aufweist. Nicht alle, die einem von außen zu beschreibenden bestimmten Typ angehören, machen innerlich die gleichen Erfahrungen durch. „Alkoholiker", „Verwahrloste", „Psychopathen" usw. erleben die typische Art ihres Verhaltens nicht in der gleichen Weise. Die Intentionalität der Handlungen ist bei verschiedenen Menschen verschieden. Die Literatur über den Selbstmord, über die wir nur eine sehr gedrängte Übersicht geben konnten, enthüllt eine außerordentlich große Streuung von Umständen und Motiven, die sich aus den typischen Formen des äußeren Verhaltens keineswegs verstehen lassen.

Von den großen Psychologen ist C.G. Jung der einzige, der sich weigerte, Menschen je nach der Art ihrer Leiden in Gruppen einzuteilen. Es ist ihm zum Vorwurf gemacht worden, daß er keine detaillierte und systematische Theorie der Neurosen einschließlich Ätiologie und Therapie aufgestellt hat. Ist das aber wirklich ein Mangel? Vielleicht liegt sein großes Verdienst gerade darin, daß er allein das Unangemessene von Beschreibungen erkannt hat, die sich nur auf äußere Merkmale stützen.

Der Analytiker sieht sich Problemen gegenüber, und diese Probleme sind nicht nur klassifizierbare Verhaltensweisen oder medizinische Krankheitskategorien; *sie sind vor allem Erfahrungen und Leiden, Probleme mit einem inneren Sinn.* Das erste, was ein Patient von seinem Analytiker erwartet, ist, ihm seine Leiden schildern zu können und ihn in seine Erlebniswelt einzubeziehen. Erfahrung und Leiden sind Ausdrücke, die schon immer mit der Seele verbunden worden sind. „Seele" ist jedoch kein wissenschaftlicher Begriff, und das Wort findet sich sehr selten in der heutigen psychologischen Literatur oder dann höchstens in Anführungszeichen, wie um zu verhüten, daß es seine wissenschaftlich sterile Umgebung infiziere. Es kann nicht genau definiert werden, was mit „Seele" gemeint ist, und deshalb ist der Ausdruck in der heutigen wissenschaftlichen Diskussion nicht eigentlich „salonfähig". Es gibt eine Reihe anderer Worte, die zwar sinnträchtig sind, aber in der heutigen Wissenschaft keinen Platz haben. Deshalb ist aber das, was sie im Auge haben, nicht weniger real. Anderseits bedeutet es kein Versagen der Wissenschaft, daß sie Worte aus dem täglichen Sprachgebrauch, die sich der Definition entziehen, mit Schweigen übergeht. Jede Methode hat ihren Bereich und ihre Grenzen; wir müssen uns nur klar darüber sein, was wohin gehört.

Um zu verstehen, was „Seele" heißt, können wir uns also nicht an die Wissenschaft wenden. Der Sinn des Wortes ergibt sich am besten aus dem Kontext, in dem es immer wieder anzutreffen ist, und dieser ist zum Teil schon erwähnt worden. Das grundlegende Vorstellungsbild des Analytikers führt zu der Auffassung, daß menschliches Verhalten verstehbar ist, da es einen inneren Sinn besitzt. Der innere Sinn wird erlebt und erlitten. Das Verstehen des Analytikers vollzieht sich durch inneres Mitgehen und Ein-Sicht. All diese Ausdrücke gehören zur täglichen Umgangssprache des Analytikers; sie gehören zum Kontext und sind Ausdrucksarten seines Vorstellungsbildes. Andere Begriffe, die schon immer mit dem Wort Seele in Zusammenhang gebracht worden sind, erläutern den Sachverhalt noch näher: Geist, Herz, Gemüt, Leben, Wärme, Menschlichkeit, Persönlichkeit, Individualität, Intentionalität, Wesen, Innerlichkeit, Absicht, Emotion, Qualität, Tugend, Moral, Sünde, Weisheit, Tod, Gott. Man sagt von der Seele, sie sei „verwirrt", „alt", „entkörperlicht", „unsterblich", „verloren", „unschuldig", „ergriffen". Man spricht von „seelenvollen" Augen, denn die Augen sind „der Spiegel der Seele"; ein Mensch, der keine Gnade kennt, ist „seelenlos". Die meisten „primitiven" Sprachen haben festumschriebene Vorstellungen von lebendigen Wirkkräften, welche die Ethnologen mit „Seele" übersetzt haben. Für diese Völker, von den alten Ägyptern bis zu den modernen Eskimos, ist „Seele" eine hochdifferenzierte Idee, die sich auf eine Realität von höchster Dynamik bezieht. Man hat sich diese Seele vorgestellt als den „inneren Menschen", als die innere Schwester oder Gattin, als den Ort oder die Stimme Gottes im Innern, als eine kosmische Kraft, an der alle Menschen, sogar alle Lebewesen teilhaben, als von Gott gegeben und deshalb selber göttlich, als Gewissen, als Mannigfaltigkeit und Einheit in der Vielfalt, als Harmonie, als Fluidum, als Feuer, als dynamische Energie und vieles andere mehr. Man kann „seine Seele erforschen", und die Seele kann „geprüft" werden. Es gibt Parabeln, in denen die Seele vom Teufel besessen oder ihm verkauft wird, wo sie versucht, verdammt und erlöst wird, wo sie sich durch geistig-religiöse Exerzitien stärkt, und wo sie sich auf Wanderungen begibt. Es ist versucht worden, die Seele in spezifischen Körperorganen zu lokalisieren, ihren Ursprung auf Samen- oder Eizelle zurückzuführen, sie in animalische, vegetabilische und mineralische Komponenten zu zerlegen. Die Suche nach der Seele führt immer in die „Tiefe".

Auch über die Art der Beziehung zwischen Körper und Seele gibt es die verschiedensten Auffassungen; zum Beispiel: beide laufen parallel nebeneinander her; die Seele ist ein Abkömmling des Körpers, eine Art innerer Sekretion; der Körper ist nur der sichtbare Ausdruck einer immateriellen, formgebenden Seele; die wechselseitige Beziehung ist irrational und synchronistisch, sie kommt und geht, wächst und nimmt ab, je nach der psychischen Konstellation; es gibt überhaupt keine Beziehung; das Fleisch ist sterblich, die Seele aber unsterblich und reinkarniert sich nach dem Gesetz des Karma im Lauf der Äonen; jede Seele ist persönlich und vergeht, während der Körper als Materie nicht zerstört werden kann; das Seelische ist in allem Körperlich-Materiellen anwesend, im Sinne der Vorstellung einer alles belebenden Weltseele.

Vom Standpunkt der Logik, Theologie und Naturwissenschaft aus müßten solche sich gegenseitig ausschließenden Behauptungen bewiesen werden können. Für die Psychologie jedoch *gehören sie alle zusammen; sie sind wahre und wirkliche Feststellungen, da sich in ihnen die Seele über sich selbst ausspricht.* Es sind die Selbstbeschreibungen oder -Umschreibungen der Seele in der Sprache des Denkens (so wie sie sich in der Sprache der Poesie und der Malerei in Paradoxen und Widersprüchen bildlich zur Darstellung bringt). Das heißt soviel, als daß jede dieser Aussagen einen bestimmten Aspekt oder eine bestimmte Möglichkeit der Körper-Seele-Beziehung festhält. Einmal ist diese Beziehung synchronistisch, wenn alles sich von selbst richtig einordnet. Ein andermal gerät die Seele derart ins Schlepptau des Körpers, wie bei toxischen oder gewissen andern Krankheitszuständen, daß man von ihr wirklich als von einem Epiphänomen sprechen kann. Zu andern Zeiten besteht zwischen Seele und Körper eine Beziehung von Unabhängigkeit und Parallelität. Daraus müssen wir den Schluß ziehen, daß bestimmte allgemeine Aussagen über diese Beziehung den Seelenzustand desjenigen widerspiegeln, der sie aufgestellt hat. Sie enthüllen die spezielle Tönung des Psyche-Soma-Problems, eines Problems, das unlösbar mit dem Rätsel Seele verwoben ist. Denn die Frage: Was haben Körper und Seele miteinander zu tun, trägt die Seele selbst dauernd an uns heran – in der Philosophie, der Religion, der Kunst und nicht zuletzt in den Anforderungen des täglichen Lebens und den Prüfungen des Todes.

Unser Hineinhorchen in das Wort „Seele" hat gezeigt, daß wir es hier nicht mit etwas zu tun haben, das definiert werden kann. „Seele" ist daher weniger ein Begriff als vielmehr ein Symbol. Symbole können bekanntlich nicht völlig in ihrem Sinngehalt ausgeschöpft werden, und daher können wir das Wort auch nicht in eindeutiger Weise verwenden. Auf alle Fälle hat es mit jenem unbekannten menschlichen Faktor zu tun, der sinnhaftes Erleben möglich macht, Geschehnis in Erlebnis verwandelt und über den wir in der Liebe miteinander in Verbindung treten. *Bei der Seele haben wir es genau so mit einem mehrdeutigen, sich jeder Definition entziehenden Sachverhalt zu tun wie bei andern, auf „Letztes" hinweisenden Symbolen, aus denen die grundlegenden Vorstellungsbilder der menschlichen Denksysteme erwachsen.* „Materie", „Natur", „Energie" z. B. sind letztlich in ähnlicher Weise mehrdeutig; ebenso „Leben", „Gerechtigkeit", „Gesellschaft", „Gott", das heißt diejenigen Symbole, die wir als Quellen der oben beschriebenen Standpunkte erkannt haben. „Seele" ist nicht unbestimmter als andere axiomatisch gesetzte Prinzipien. Trotz des Unbehagens des modernen Menschen diesem Wort gegenüber steht es doch mit seiner ganzen Macht hinter dem Standpunkt der Tiefenpsychologie und wirkt auf sie in einem Maße ein, das manchen Tiefenpsychologen selbst erstaunen könnte.

Was in die analytische Stunde gebracht wird, sind Leiden der Seele; und der in ihnen entdeckte Sinn, die gemeinsamen Erlebnisse, die Intentionalität des therapeutischen Prozesses sind Ausdrucksformen einer lebendigen Wirklichkeit, die nicht besser umschrieben werden kann als durch Heranziehen des grundlegenden Vorstellungsbildes der Psychologie: Psyche oder Seele.

Die Ausdrücke „Psyche" und „Seele" meinen das gleiche; es ist aber heute eine deutliche Tendenz festzustellen, der Mehrdeutigkeit des Wortes Seele dadurch auszuweichen, daß man den biologischeren, moderneren Ausdruck Psyche benutzt. „Psyche“ wird mehr im Sinne einer natürlichen Begleiterscheinung des physischen Lebens verwendet, aus dem sie möglicherweise sogar hervorgeht. Beim Wort „Seele“ hingegen schwingen metaphysische und romantische Untertöne mit. Es grenzt an den religiösen Bereich.

Trotz seiner Unbestimmtheit und Komplexität also leitet das Vorstellungsbild der Seele die Einstellung und Arbeit des Analytikers. Wenn er ein Erlebnis zu verstehen sucht, dann bemüht er sich, dessen Bedeutung für die Seele des betreffenden Menschen zu erkennen. Einen Tod nur von außen her beurteilen engt das Verstehen ein. Nach Sartre können wir den Tod überhaupt nie wirklich verstehen, da er immer der Tod eines andern ist; wir selbst stehen außerhalb davon. Daher bewegen sich die Bemühungen um das Selbstmordproblem immer mehr in Richtung einer psychologischen Autopsie, d. h. sie untersuchen die persönlichen Aspekte eines Falles, in der Meinung, sich dadurch einem psychologischen Standpunkt anzunähern. Die Bearbeitung letzter Aufzeichnungen von Selbstmördern, Interviews nach einem Selbstmordversuch sowie soziologische Einzelfall-Studien versuchen, den Forscher näher an den Sinn des Todes heranzubringen, näher an die innere Bedeutung des Geschehens.

Trotzdem aber bleiben diese Forschungsarbeiten ihrem Wesen nach „außen“, denn ihr Ziel besteht darin, bessere Informationen über *den Selbstmord* zu erhalten. Sie befassen sich nicht mit der Seele dieses oder jenes Menschen, mit welcher der Selbstmord sinnhaft verwoben war. Studien der oben bezeichneten Art gehen darauf aus, die Selbstmordursachen noch besser zu erkennen und den Trieb zum Selbstmord zu erklären. Auf Grund einer so gewonnenen Erklärung des „Selbstmordproblems“ können dann Methoden zur „Selbstmordverhütung“ ausgearbeitet werden. Der Analytiker erhält diesbezügliche Empfehlungen, die auf statistischer Evidenz, Persönlichkeitsprofilen, persönlichen Interviews etc. basieren, Empfehlungen zur Überwindung der „Selbstmordgefahr“. Der Großteil der Arbeiten von Ringel im deutschen Sprachgebiet, von Farberow und Shneidman in den Vereinigten Staaten und von Stengel in England gehen ungefähr in diesem Sinne vor. Ihr Ziel ist die Selbstmordverhütung. Ihre Erklärungen und Empfehlungen dienen diesem Ziel.

Gerade deshalb sind sie für den Analytiker nicht eigentlich brauchbar. Seine Aufgabe besteht darin, den seelischen Phänomenen gegenüber objektiv zu sein und ihnen ohne vorgefaßte Meinung gegenüberzutreten. Das ist *seine* Art des wissenschaftlichen Offenseins. Die dem Kollektiv verpflichteten Standpunkte – der soziologische, medizinische, juristische, theologische – haben den Selbstmord als etwas definiert, das verhütet werden muß. Da diese Einstellung und die Angst vor dem Selbstmord ihre Forschungen leitet, verunmöglichen sie es sich selbst, den Sachverhalt zu verstehen, den zu erklären sie sich aufgemacht haben. Ihre Methode schließt von vornherein aus, daß sie das finden können, wonach sie suchen. *Wenn der Analytiker einen Vorgang, der sich in der Seele abspielt, zu verstehen sucht, dann darf er niemals mit der Einstellung daran herangehen, daß dieser Vorgang vermieden werden muß.*

Nicht Verhütung, sondern *Bestätigung* innerer Erfahrung ist die Leitlinie des Analytikers. Er sucht die seelische Verfassung eines Menschen deutlich werden zu lassen, damit der Betreffende sie bewußt erleben und verarbeiten kann. Seine Aufgabe ist, anzuerkennen, was vor sich geht – *was immer* vor sich geht. Er ist – grundsätzlich – nicht dazu da, zuzustimmen, zu tadeln, zu ändern oder zu verhüten. Wenn er nach dem Sinn sucht, ist es der Sinn des vorliegend Gegebenen, und der Weg seines Suchens darf nicht von der Erfahrung als solcher wegführen. Ein sich Abwenden vom faktischen Erlebnis führt auch weg von dessen Verstehen.

Der Analytiker sieht sich daher genötigt, alle, auch die scheinbar nützlichsten, Studien über das Selbstmordproblem beiseitezulegen, um offen zu sein für das, was sich unmittelbar darbietet. Alles, was sein einzigartiges inneres Verstehen des betreffenden Menschen stört, wirkt sich gegen das Verstehen im allgemeinen aus. Nur jenes Wissen, das sich in seine grundsätzliche Haltung einfügt, dient dem Verstehen. Das aus den zeitgenössischen Quellen stammende

Wissen über den Selbstmord dient ihm nicht, denn es hat die Frage bereits durch ein vorgefaßtes Urteil entschieden. Erklärungen, die auf Grund der erwähnten Studien den Selbstmord als Ausfluß eines verwirrten Denkens bezeichnen, degradieren die Vorgänge der Seele. Erklärungen werden der Ernsthaftigkeit und Bedeutungsschwere des Ereignisses nicht gerecht. Der „psychosemantische Irrtum" ist durchaus sinnvoll für den sich am Rande des Selbstmords Befindenden. Der Analytiker muß sein Verstehen so auf die inneren Erlebnisse des andern einstellen, daß diese in ihrer Sinnhaftigkeit deutlich werden.

Verstehen ist kein kollektives Phänomen. Es basiert auf Sympathie, auf innerem Wissen, auf Partizipation. Es hängt von der Kommunikation zweier Seelen ab und gehört in den Bereich der menschlichen Begegnung, wohingegen Erklärungen in das Gebiet der Naturwissenschaft gehören. Verstehen hält sich beim gegenwärtigen Augenblick auf, während Erklären vom Gegenwärtigen wegführt, entweder der Kausalitätskette entlang nach rückwärts oder auf Seitenwegen zu vergleichbaren Gegebenheiten. Einzelereignisse werden als zu einer Gruppe gehörig klassifiziert, wodurch das Neue und Einmalige jedes Ereignisses auf dem Altar des allgemeinen Wissens geopfert wird.

Der Gegensatz der Ausgangspunkte – Verstehen von innen her, Erklären von außen – trennt die Psychologie in zwei völlig verschiedene Gebiete. Es geht hier um ein altes Problem der Geistesgeschichte. Eine Psychologie, die über die menschliche Natur nur von außen berichtet, das heißt auf Grund des beobachteten Verhaltens und anhand von Erklärungsmethoden, die der Physiologie, dem Laboratoriumsversuch, der Mechanik, der soziologischen Statistik etc. entlehnt sind, wird zu Schlußfolgerungen der zweiten Art kommen. Eine Psychologie hingegen, die ihre Erkenntnisse aus dem Verstehen des Innen bezieht, wird anders vorgehen, andere Begriffe verwenden und einen andern Ausgangspunkt wählen – eben den des Individuums. Der Analytiker muß sich der Verschiedenartigkeit dieser Gesichtspunkte bewußt sein, sonst wird er *irrtümlicherweise versuchen, sich dem Verstehen auf dem Weg von Erklärungen zu nähern.* Er wird versuchen, seine Einstellung einem Selbstmord gegenüber durch das Studium der Literatur zu untermauern anstatt durch seine direkte Beobachtung und seine Kommunikation mit der eigenen Seele und der des andern. Er wird auf leere Erklärungsbegriffe zurückfallen wie: Masochismus, selbstzerstörerische Tendenzen, gegen sich selbst gerichtete Aggression, teilweiser Selbstmord, Todeswunsch, extreme Regression und so weiter. Er wird auf diesem Weg zwar Verhaltensmuster und Mechanismen entdecken, aber die Seele verlieren.

Die Tiefenpsychologie hat die Seele neu entdeckt und sie ins Zentrum ihrer Forschungsarbeit gerückt. Heute läuft sie aber Gefahr, sie unter dem Druck der akademischen Psychologie wieder zu verlieren. Diese hat in ihrem eifrigen Bestreben, so wissenschaftlich wie die Physik zu sein, einseitig das „außen" gewählt, mit dem Ergebnis, daß die Seele in der einzigen wissenschaftlichen Disziplin, die durch ihren Namen ausdrückt, daß sie sich dem Studium der Seele widmet, keinen Raum mehr findet. Die Tiefenpsychologie ist daher auch von den Akademien der offiziellen Psychologie mehr oder weniger ausgeschlossen. Um eingelassen zu werden, muß sie ihren eigenen Gesichtspunkt, ihre eigene Sprache und ihre Entdekkungen verleugnen. Sie muß die mit dem Patienten erarbeiteten Erkenntnisse durch experimentelle Methoden beweisen können. Sie muß Verstehen in die ihr fremde Sprache der naturwissenschaftlichen Erklärung übersetzen. Kurz: Der Preis für die Zulassung ist der Verlust der Seele. Und doch können Probleme wie der Selbstmord und andere, welche die offizielle Psychologie beunruhigen, nicht ohne eine Psychologie verstanden werden, die in der Tiefe der individuellen Seele nach dem Sinn sucht. Die Tiefenpsychologie ist der Stein, den die Erbauer der offiziellen Akademien verworfen haben. Vielleicht wird sie aber eines Tages zum Eckstein einer wirklich wissenschaftlichen Psychologie werden; denn das Verstehen der menschlichen Natur muß bei der Seele beginnen und Methoden verwenden, die dem Untersuchungsgegenstand entsprechen. Psychologie heißt „Logos der Seele", Sprache oder Aussage der Seele. In diesem Sinne ist Psychologie notwendigerweise Tiefenpsychologie, denn wie wir oben gesehen haben, hat Seele immer mit dem Innen, der „Tiefe“ zu tun. Die Logik der Psychologie ist notwendigerweise die Logik und Methode jenes Verstehens, das über die Seele und zur Seele in deren eigener Sprache spricht. *In je tiefere Schichten eine Psychologie mit ihrem Verstehen dringen kann, je näher sie dem universalen inneren Sinn kommt, der durch die archetypische Sprache mythischen Sagens ausgedrückt wird, um so wissenschaftlich exakter ist sie auf der einen und um so mehr Seele hat sie auf der andern Seite.*

Um dem Selbstmordproblem näher zu kommen, versuchen wir in erster Linie, das Leben des Individuums zu verstehen, um dessen Tod es geht. Wir gehen von einem individuellen Menschen aus, nicht von einem Begriff. Da die Persönlichkeit eines Menschen diesem nur zum Teil bewußt ist, müssen auch die unbewußten Aspekte dieses Lebens erforscht werden. Das Resultat einer Untersuchung, die der inneren Mythologie der suizidalen Persönlichkeit (wie sie in Träumen, Phantasien, bestimmten Wahrnehmungsweisen zum Ausdruck kommt) nicht voll Rechnung trägt, kann nur unvollständig sein. Alle Selbstmordmotive, die zu Anfang dieses Kapitels aufgeführt worden sind – kollektive, emotionale, geistig orientierte – dringen nicht unter die Oberfläche, gelangen nicht bis zum inneren Todesbezirk. Da der Selbstmord eine bestimmte Art des Eintretens in den Tod ist, und weil der Eintritt in den Tod die tiefgründigen Phantasien der menschlichen Seele auslöst, *müssen wir, um einen Selbstmord verstehen zu können, wissen, in welche mythische Phantasie er eingebettet ist.* Wiederum müssen wir feststellen, daß der Analytiker am besten in der Lage ist, zu diesem umfassenden Verstehen zu gelangen.

Dies ist bestritten worden. Die Opposition gegen das psychologische Verstehen eines individuellen Selbstmords kommt nicht nur von der „Außen“-Position der Soziologie her (deren Argumente haben wir bereits kennengelernt: man braucht sich nicht in die zufälligen Einzelfaktoren zu vertiefen, die zusammen den Selbstmordquotienten ausmachen). Der Widerstand kommt auch von „innen“. Nach Sartre ist diejenige Person, die ihren Tod am besten verstehen könnte, die verstorbene. Das würde heißen, daß ein Selbstmord nie verstehbar ist, da derjenige, der darüber Auskunft geben könnte, dazu nicht mehr in der Lage ist. Dies ist aber ein Trugschluß, und wir müssen diese extreme Innenposition noch etwas näher betrachten. Trifft es tatsächlich zu, daß das Individuum sein eigenes Leben und seinen eigenen Tod am besten versteht?

Ein bei klarem Bewußtsein begangener Selbstmord wie der von Sokrates oder Seneca ist selten. Daß ein Mensch seinen eigenen Mythus versteht und sich in dessen Ablauf so bewußt einzuordnen vermag, daß er den Zeitpunkt seines Todes erkennen und über ihn sprechen kann, ist etwas Ungewöhnliches in der Menschheitsgeschichte. Wir kennen nur sehr wenige solcher Menschen. Das Ausmaß ihrer Bewußtheit hat sie zu legendären Gestalten erhoben. Der Durchschnittsmensch versteht nur wenig von dem, was er tut, und *da der Tod ihn meist unvorbereitet trifft, scheint er von außen zu kommen.* Er scheint als äußere Macht zuzuschlagen, weil wir so wenig auf den Tod bezogen sind, den wir in uns tragen. Auch andere seelische Inhalte, deren wir uns nicht bewußt sind, scheinen von außen her auf uns zuzukommen. So sehr wir uns auch bemühen, unsere inneren Beweggründe zu verstehen, so werden wir doch von unserm Mythus mehr gelebt, als daß wir ihn leben. Unsere Hilflosigkeit im Verstehen und Formulieren unseres inneren Lebens zeigt sich am besten an der Schwierigkeit, die wir mit unsern Träumen haben.

Man muß zu zweit sein, um einen Traum zu interpretieren. Wenn man kein kodifiziertes System zur Hand hat, wie z. B. das altägyptische Traumbuch des Horapollo oder das moderne der Freudianer, dann ist ein Traum immer ein Rätsel. Teile seiner Botschaft kommen dem einen durch inneren Instinkt zu, dem andern durch Studium. Das Rätsel kann aber weder durch den Analysanden allein noch durch den Analytiker allein gelöst werden. Es geht um einen dialektischen Prozeß; *Verstehen braucht einen Spiegel.* Je mehr der Analytiker „in" dem Fall, je vertrauter er mit der Seele des andern und gleichsam deren Spiegel ist, um so besser kann er den Traum verstehen. Das gleiche gilt für den Selbstmord. Wenn er aber *zu* nahe ist – eine Situation, die Identifizierung durch Gegenübertragung genannt wird – kann er nicht mehr „reflektieren"; er ist zu sehr dem andern gleich geworden. Er und der Analysand sind in Unbewußtheit gesunken; der Spiegel wird verdunkelt und die Dialektik ausgelöscht. Der Analytiker muß stets einen Fuß außen und einen Fuß innen haben. Diese Position gibt es nur in der analytischen Beziehung. Ihr Durchhalten ist außerordentlich schwierig, weshalb auch zur Ausübung des Berufes Jahre persönlicher Analyse und Ausbildung notwendig sind. Die erforderliche Disziplin ist derjenigen der Naturwissenschaften durchaus vergleichbar, und die erreichte Objektivität ist von der naturwissenschaftlichen zwar verschieden, ihr aber gleichwertig. Wir werden hierauf im zweiten Teil dieses Buches noch näher eingehen.

Die Position des sowohl „Innen"- als auch „Außen"-Seins ermöglicht es dem Analytiker, die Psychologie eines andern Menschen besser zu verstehen und zu formulieren als dieser selbst. Er kann den Verlauf des Grundmusters besser verfolgen, weil er sich gleichzeitig in ihm befindet und es beobachtet, während der andere meist nur in ihm ist und von dessen Energien beherrscht wird. *Der Analytiker ist daher besser in der Lage, einen Selbstmord zu verstehen als derjenige, der ihn begeht.* Der Tote hat nicht, wie Sartre meint, einen bevorzugten Verstehenszugang zu seinem eigenen Tod, denn ein Teil von dem, was dieser Tod bedeutet hat, ist ihm selbst immer unbewußt geblieben. Er hätte nur mit Hilfe des dialektischen Spiegels bewußt gemacht werden können, das heißt durch einen Prozeß, für den der Analytiker speziell ausgebildet ist.

Sollte der Analytiker auf Grund seines Verstehens den Selbstmord zu verhüten trachten, so wird ihn dies kaum zu Erklärungen an Drittpersonen veranlassen. Sein Verstehen beruht auf der seelischen Verfassung zur Zeit der Todeskonstellation, aber angesichts der einzigartigen Beziehung, um die es geht, kann dieses Verstehen nicht durch Beweise erhärtet werden. Der Analytiker steht allein.

Diese isolierte Situation ist die Crux der Betrachtungsweise vom Standpunkt der Seele aus, und sie verleiht der Analyse ihre schöpferisch-einsame Sendung. So wie der Selbstmord vom Kollektiv nicht verstanden oder bestenfalls auf bewußte Motive oder einen verwirrten Geist zurückgeführt wird, so wird auch das Verstehen des Analytikers vom Kollektiv nicht verstanden. Verstehen ist kein kollektives Phänomen. Die Psychologie wartet noch auf den Tag, an dem ihre Art des Verstehens erklärt werden kann. Als einzige unter den Berufen, die sich mit der menschlichen Natur und der Seele beschäftigen, kann sich die analytische Arbeit an nichts anderes als an die Seele halten. Es gibt keine die Analyse selbst übersteigende Autorität, keinen medizinischen, juristischen oder theologischen Anhaltspunkt, weil alle diese Disziplinen dem Tod Widerstand leisten und ihn zu verhüten suchen.

Es gibt keine allgemeine Regel dafür, ob ein Selbstmord – oder irgend etwas anderes, das in der Analyse auftritt – „richtig" ist oder nicht. Eine solche Regel aufstellen hieße das Innen an das Außen verraten. Es würde heißen, daß wir nicht mehr das individuelle Ereignis in seiner Einmaligkeit zu verstehen suchen, sondern uns nach Verhaltensnormen und Klassifizierungsschemata umsehen. Anderseits darf die Bedeutung, die wir dem Verstehen zumessen, auch nicht in dem Sinn ausgelegt werden: „Alles verstehen heißt alles verzeihen." Verstehen heißt nicht, den andern einfach in innerem Mitgehen passiv zu begleiten und ohne Zielrichtung alles zu akzeptieren, was geschieht. Der Analytiker besitzt durchaus seine Kriterien zur Beurteilung des Geschehens. Er wird seine Einstellung – im Falle eines Selbstmords z. B. – vor allem davon abhängig machen, *wie stark und lebendig im Zeitpunkt der Todeskonstellation die Beziehung der bewußten Haltung des Betreffenden zu den objektiven Prozessen des Unbewußten ist, welche die archetypische Grundstruktur des Verhaltens darstellen.* Das analytische Verstehen setzt daher die Kenntnis dieser objektiven psychischen Prozesse voraus. Das Wissen, das erforderlich ist, um einer Selbstmordgefahr richtig zu begegnen, bezieht sich paradoxerweise gerade auf das große Unwißbare, den Tod. Dieses Wissen ist nicht medizinischer, juristischer oder theologischer Art, das heißt: nicht abstrakt. Es ist vielmehr ein Wissen um die *Todeserfahrung,* um den archetypischen

Hintergrund des Todes, dem wir in der Seele begegnen, um seinen Sinn, seine Bilder und Emotionen, seine Bedeutung für das seelische Leben; mit Hilfe dieses Wissens können wir versuchen, die inneren Erfahrungen während einer suizidalen Krise zu verstehen. Der Analytiker fällt in der gleichen Weise Urteile und bemüht sich genau so um Genauigkeit und ethische Verantwortung, wie dies andere Wissenschaftler tun. Er unterscheidet sich von ihnen auch nicht dadurch, daß er seine Kriterien nur aus seinem eigenen Gebiet bezieht.

Wir werden uns später noch mit der Frage beschäftigen, wie der Analytiker die Todeserfahrung verstehen und wie er bei Vorliegen einer suizidalen Krise vorgehen kann. Hier haben wir nur versucht, das für den Analytiker gültige Denkmodell gegenüber andern Modellen abzugrenzen, die für ihn nicht maßgebend sein können. Wenn er die Seele als Ausgangspunkt verläßt und seine Kriterien von theologischen, soziologischen, medizinischen oder juristischen Moralbegriffen bezieht, dann handelt er als Laie, seine Auffassungen sind laienhafte Meinungen und nicht wissenschaftliche Urteile, die er sich auf Grund seiner fachlichen Ausbildung und dem zu untersuchenden psychologischen Material erarbeitet hat. Als Mensch ist er natürlich an die Realitäten des Lebens gebunden. Er gehört der Gesellschaft, dem Gesetz, der Kirche, der physischen Realität an. Sogar sein Beruf ist vom Kollektiv anerkannt und genießt dessen Vertrauen – wenn auch nur deshalb, weil dieser Beruf sich innerhalb des für den Analytiker nicht verbindlichen Denkmodells der Medizin entwickelt hat. Aber seine Berufung gehört der Seele, so wie sie sich in menschlichen Einzelwesen manifestiert. Diese Berufung versetzt ihn mit seinem Patienten in ein Vakuum, in dem paradoxerweise die Verpflichtungen dem Kollektiv gegenüber, dem er seine berufliche Anerkennung verdankt, aufgehoben sind.

Solange aber der Analytiker der Seele treu bleibt, ist er kein Laie. Er steht auf eigenem Grund, und auf diesem Grund ist Raum für den Tod.

4. Die Todeserfahrung

Die Psychologie hat sich mit dem Tod nicht genügend befaßt. Wie wenig Literatur gibt es über ihn, verglichen mit der Unmenge gelehrter Abhandlungen über die banalsten Dinge des Lebens. Den Tod in seinem Zusammenhang mit der Seele zu erforschen, ist aber sicher eine der wichtigsten Aufgaben der Psychologie. Sie wird allerdings erst dann an sie herangehen können, wenn sie sich von ihrem Minderwertigkeitsgefühl andern Wissenschaften gegenüber befreit hat, deren Denkmodell sich von einer solchen Forschung abzuwenden strebt. Ginge die Psychologie von der Psychotherapie aus und würde sie die Psyche in den Mittelpunkt ihrer Untersuchungen rücken, dann könnte sie gar nicht anders als das Problem des Todes vor all jenen Themen in Angriff zu nehmen, auf die so viel akademischer Scharfsinn verwendet wird.

Liegt der Grund dafür, daß sich die akademische Psychologie nicht für den Tod interessiert, nur in der Frage der Wissenschaftlichkeit, das heißt nur darin, daß sich der Tod der empirischen Erfassung entzieht? Der Schlaf, das symbolische Gegenbild des Todes, wird in der modernen Psychologie ebenfalls vernachlässigt. Webb hat darauf hingewiesen, daß Studien über den Schlaf (und auch über das Träumen) im Vergleich zu andern Forschungsgebieten selten sind. Könnte das relativ geringe Interesse, das die akademische Psychologie dem Träumen, Schlafen und Sterben entgegenbringt, ein weiteres Anzeichen dafür sein, daß sie an Seele verloren hat und dem Tod nicht ins Auge zu sehen wagt?

Die Theologie war sich immer bewußt, daß der Tod das wichtigste Anliegen der Seele ist, und sie berücksichtigt diesen Umstand mit großer Sorgfalt. Man denke nur an die Sakramente und Beerdigungsriten, an die ausführlichen eschatologischen Darstellungen und diejenigen über Himmel und Hölle. Der Tod als solcher wird aber von der Theologie kaum erforscht. Der Kanon ist in Glaubensartikeln niedergelegt. Die Autorität der Priesterschaft bezieht ihre Macht aus traditionellen Glaubenssätzen, in denen eine bestimmte, sorgfältig ausgearbeitete Einstellung zum Tod verankert ist. Diese kann von Religion zu Religion verschieden sein, aber sie ist immer vorhanden. Der Theologe weiß, wo er hinsichtlich des Todes steht. Die Schrift, die Überlieferungen und sein Amt informieren ihn darüber, weshalb es den Tod gibt und was vom Priester in dieser Hinsicht erwartet wird. Die Psychologie des Theologen und seine Autorität sind in seiner Doktrin über das Leben nach dem Tode verwurzelt. Theologische Beweise für die Existenz der Seele sind dermaßen mit den kanonischen Richtlinien über den Tod verknüpft – mit der Lehre über Unsterblichkeit, Sünde, Auferstehung, Jüngstes Gericht –, daß eine unvoreingenommene Untersuchung die Grundlage der theologischen Psychologie selbst in Frage stellt. Wir dürfen nicht vergessen, daß die theologische Einstellung an dem der Psychologie entgegengesetzten Punkt beginnt: beim Dogma, nicht bei konkreten Gegebenheiten; ihr Ausgangspunkt ist eine bereits kristallisierte, nicht eine lebendige, in Bewegung befindliche Erfahrung. Die Theologie braucht die Vorstellung einer Seele, um ihrem bis ins Detail ausgearbeiteten System des Todesglaubens – auf dem ihre Macht zum nicht unwesentlichen Teil beruht – eine Basis zu verschaffen. Wenn es keine Seele gäbe, so müßte die Theologie sie erfinden, um die alten Vorrechte der Priesterschaft in bezug auf den Tod zu untermauern.

Der Standpunkt der Naturwissenschaften einschließlich der Medizin ist dem theologischen verwandt. Er nimmt dem Tod gegenüber eine im voraus fixierte Position ein, die modern-mechanistische Aspekte aufweist: der Tod ist lediglich das letzte Glied in einer Kette von Ursachen. Er ist ein Endstadium im Sinne der Entropie, eine Zersetzung, ein Stillestehen. Freud hat den Todestrieb unter diesem Aspekt betrachtet, da seine Auffassungen auf den naturwissenschaftlichen Voraussetzungen des vorigen Jahrhunderts basierten. Sprachliche Bilder, die das Sterben umschreiben, wie: absinken, kaltwerden, sich verlangsamen, steifwerden, dahinschwinden – zeigen alle den Tod als das letzte Stadium des Zerfalls. Der Tod ist der letzte Schritt im Prozeß des Alterns.

Im Hinblick auf das Naturgeschehen erscheint dieser Gesichtspunkt korrekt. Der rein natürliche Tod kann tatsächlich als Zerfall und Stillstand angesehen werden. Die vegetabilische Welt fällt nach dem Reifen und der Samenerzeugung in die Ruhe zurück. Der Tod steht am Ende eines Zyklus. Jeder Tod, der vor Ablauf des vollen Zyklus eintritt, ist offensichtlich verfrüht. Wenn der Selbstmord „unnatürlich" genannt wird, so heißt das, daß er dem vegetabilischen Zyklus der Natur – an dem auch die menschliche Natur teilhat – zuwiderläuft. Es ist jedoch erstaunlich, wie wenig wir über diesen vegetabilischen Zyklus, der ganz verschiedenartige Abläufe des Alterns und Sterbens aufweist, tatsächlich wissen. Das Altern der Zellen, die Frage nach einer natürlichen Zeiteinheit, die Rolle der Umgebungsfaktoren einschließlich der Strahlenwirkung geben noch viele biologische Rätsel auf, besonders wenn wir uns den höheren Arten von Lebewesen zuwenden. Nach Leopold gibt es auf diesem Gebiet noch bemerkenswert wenig Erklärungen. Könnte dies wiederum ein Hinweis darauf sein, daß hinter der wissenschaftlichen Forschung die Angst vor dem Tode steht? Die medizinische Feststellung, ein Selbstmord sei „verfrüht" oder „unnatürlich", kann sich nicht gut auf die biologische Forschung stützen, da wir ja nicht einmal wissen, worauf sich solche Ausdrücke in der vegetabilischen Welt beziehen. Vor allem aber kommen Urteile über menschliche Lebensprozesse, die wir aus der nicht-menschlichen Welt übernehmen, ohnehin „von außen", und wir müssen daher mit aller Energie die naturwissenschaftlichen Denkbilder auf die Seite stellen. Sie können für menschliches Leben und menschlichen Tod nie verbindlich sein, da deren Bedeutung in ihrem inneren Sinn liegt. Von dieser Perspektive des „Innen" her müssen die Fragen bezüglich „natürlich" oder „angemessen" beantwortet werden.

Oberflächlich betrachtet, verkürzt tatsächlich der Mensch, der einen Selbstmordversuch unternimmt, um vor Ablauf des natürlichen Zyklus in die vegetative Ruhe einzugehen, sein Leben in unnatürlicher Weise. Aber diese Betrachtung kommt von außen. Wenn wir nicht einmal wissen, welche komplexen Zusammenhänge das Altern und Sterben von Pflanzen bewirken, so wissen wir noch weniger über einen „natürlichen Zyklus" oder eine natürliche Zeitspanne beim Menschen. Wir wissen nicht, auf welchem Punkt der Lebenserwartungskurve, statistisch gesehen, die Seele in den Tod eintreten soll. Wir wissen nicht, welchen Einfluß die Zeit auf den Tod hat. Wir wissen nicht, ob die Seele überhaupt stirbt.

Nicht Theologie und Medizin, sondern ein drittes Forschungsgebiet, die Philosophie, kommt am ehesten in die Nähe der analytischen Auffassung über den Tod. Zuerst ausgesprochen bei Plato (Phaidon 64), später wiederholt, übertrieben, bestritten, aus dem Zusammenhang gerissen, bleibt die Maxime des Philosophen doch unerschüttert: Philosophie ist das Fragen nach Sterben und Tod. Der Arzt der Antike, der meist Naturwissenschaftler und Philosoph zugleich war, meditierte mit dem Totenschädel auf seinem Pult. Er betrachtete den Tod nicht aus der Sicht des Lebens. Er betrachtete das Leben durch die Augenhöhlen des Schädels.

Leben und Tod kommen gemeinsam in die Welt; die Augen und die Höhlen, in die sie eingebettet sind, werden zusammen geboren. *Im Augenblick, da ich geboren werde, bin ich alt genug, um zu sterben.* Mit jedem Schritt durchs Leben sterbe ich auch. Wir treten dauernd in den Tod ein, nicht erst in jenem Augenblick, der juristisch und medizinisch als Tod bezeichnet wird. Jedes Ereignis meines Lebens trägt zu meinem Tod bei, und mit jedem Schritt meines täglichen Lebens baue ich an meinem Tod. Hieraus folgt logischerweise auch die Umkehrung: alles, was den Tod vermeiden will, was sich dem Tod widersetzt, verletzt das Leben. Die Philosophie vermag Leben und Tod als Ganzes zu betrachten. Für sie müssen die beiden nicht einander ausschließende, sich befehdende Gegensätze sein wie Freuds Eros und Thanatos, Menningers Liebe und Haß. Die lange Reihe der philosophischen Überlieferung sieht die Dinge ganz anders. Nach ihr ist der Tod das einzig Absolute im Leben, die einzige Gewißheit und Wahrheit. Da er die einzige Bedingung darstellt, mit der das Leben rechnen muß, ist er das einzige menschliche *a priori*. Das Leben reift, entwickelt sich und strebt nach dem Tod. Der Tod ist sein eigentliches Ziel. Wir leben, um zu sterben. Leben und Tod sind ineinander enthalten, ergänzen sich gegenseitig, sind nur aus ihrer wechselseitigen Bezogenheit verstehbar. Das Leben erhält seinen Wert durch den Tod, und das Streben nach dem Tod ist als eigentlicher Lebenssinn von Philosophen oft empfohlen worden. Wenn nur die Lebenden sterben können, sind nur die Sterbenden wirklich lebendig.

Die moderne Philosophie hat das Todesproblem wieder aufgenommen und folgt damit einer langen Tradition. Über das Todesproblem können Philosophie und Psychologie zusammenkommen. Freud und Jung, Sartre und Heidegger haben den Tod in den Mittelpunkt ihrer Arbeiten gestellt. Die meisten Freud-Anhänger haben dessen Metapsychologie des Todes abgelehnt. Heute steht aber die Psychotherapie unter der Faszination von Heidegger, dessen zentrales Thema eine Metaphysik des Todes ist. Heideggers germanische, vom Schwarzwaldwind getragene Sprache interessiert allerdings den Analytiker nicht. Auch kann dieser sich nicht dessen Logik zu eigen machen, denn sie stimmt mit den psychologischen Tatsachen nicht überein. Wenn Heidegger sagt, der Tod sei die fundamentale Möglichkeit des Menschen, könne aber als solche nicht direkt erfahren werden, dann wiederholt er nur das rationalistische Argument, daß Leben und Tod (Sein und Nicht-Sein) logische Gegensätze seien: wo ich bin, ist der Tod nicht, wo der Tod ist, bin ich nicht. Bridgman (der im Alter Selbstmord beging) kommt zum gleichen Schluß: „Ich habe keine Möglichkeit, jemals festzustellen, daß ich tot bin; ‚ich bin immer lebendig'." In solchen Formulierungen kommt die Schwierigkeit zum Ausdruck, psychologische Erfahrung und Denken oder rationales Bewußtsein auseinanderzuhalten. Nach dieser Denkweise kann wohl das Sterben erfahren werden, nicht aber der Tod. Sie kann aber leicht durch den Hinweis ad absurdum geführt werden, daß auch der Schlaf und das

Unbewußte nicht direkt erfahren werden können. Solche Sophistereien berühren die psychologische Erfahrung ebensowenig, wie logische Gegensätze die Seele berühren.

Tod und Leben (oder Existenz) mögen sich vom Gesichtspunkt der rationalen Philosophie aus ausschließen, *sind aber psychologisch gesehen keine Gegensätze.* Der Tod kann erfahren werden als Zustand, als existenzielle Seinsweise. Von ganz alten Menschen können wir zuweilen hören, daß sie, obwohl noch in dieser Welt, doch bereits in einer andern sind, die sie nicht nur als realere erleben, sondern von der aus sie sogar die diesseitige beobachten können. In Träumen und psychotischen Zuständen können wir die Schrecken der Todesangst durchmachen, oder wir sind tot; man weiß es und fühlt es so. In Visionen kommen die Toten zurück und berichten über ihre Geschicke. In jeder Analyse tauchen Todeserfahrungen der verschiedensten Art auf; wir werden gleich zu Beispielen kommen. Die Todeserfahrung kann nicht in eine logische Definition des Todes gezwängt werden. Was Heidegger – diesem unpsychologischen Menschen! – seinen Einfluß auf die Psychotherapie gibt, liegt in einer grundsätzlichen Einsicht beschlossen: Er bestätigt Freud, indem er den Tod in das Zentrum der Existenz rückt. *Und der Analytiker kann ohne eine Philosophie des Todes nicht auskommen.*

Aber die Philosophen können gewisse Fragen ebensowenig beantworten wie die Analytiker, oder dann geben sie vielerlei Antworten, indem sie die Fragen aufsplittern und deren verschiedene Bedeutungsmöglichkeiten enthüllen. Der Analytiker erhält von der Philosophie nicht wie von den theologischen, juristischen und naturwissenschaftlichen Systemen eine festumrissene Auffassung über Tod und Selbstmord. Die einzige Antwort, die er von der Philosophie erhält, ist die Philosophie selbst; denn wenn wir uns um das Todesproblem bemühen, haben wir schon begonnen zu philosophieren. Eine solche Antwort ist auch eine Art Psychotherapie.

Philosophieren heißt schrittweise in den Tod eintreten; die Philosophie ist die Einübung des Todes, sagt Plato. Sie ist eine Form der Todeserfahrung. Sie ist auch ein „der Welt Absterben" genannt worden. Der erste Schritt, den wir bei der Durcharbeitung eines Problems tun müssen, besteht darin, das Problem als persönliche Erfahrung auf uns zu nehmen. Man versteht einen Konflikt dadurch, daß man sich in ihn hineinversetzt. Man nähert sich dem Tod durch Sterben. Sich dem Tod nähern heißt in der Seele sterben, Tag um Tag, so wie der Körper im Gewebe stirbt. Und so wie das Gewebe des Körpers sich erneuert, so regeneriert sich die Seele auf Grund ihrer Todeserfahrungen. Sich mit dem Todesproblem beschäftigen bedeutet daher sowohl ein Absterben von der Welt mit ihrer illusorischen Hoffnung, daß es eigentlich doch keinen Tod gebe, als auch ein Hineinsterben ins Leben, im Sinne einer neuen und lebendigen Umkreisung der wesentlichen Dinge.

Weil Leben und Tod sich in diesem Sinn gegenseitig bedingen, ist alles, was den Tod beiseiteschiebt, dazu angetan, das Leben zu beeinträchtigen. Die Frage nach dem „Wie“ des Sterbens ist keine andere als die nach dem „Wie“ des Lebens. Leben im Wissen um das einzig sichere Ende heißt auf den Tod hin leben. Dieses Ende ist jetzt und hier gegenwärtig als das Ziel des Lebens, was bedeutet, daß der Augenblick des Todes in jedem Augenblick gegenwärtig ist. *Der Tod kann nicht auf die Zukunft verschoben und für das Alter reserviert werden.* Es ist durchaus möglich, daß wir, alt geworden, nicht mehr fähig sind, den Tod zu erleben; er ist dann nur noch ein äußeres Geschehen. Oder wir haben die Erfahrung bereits durchgemacht, so daß der organische Tod jeden Stachel verloren hat. Denn der organische Tod kann die fundamentalen Leistungen der Seele nicht zunichte machen. *Der organische Tod hat nur dort die absolute Macht über das Leben, wo der Tod nicht in die Mitte des Lebens aufgenommen worden ist.* Wenn wir die Todeserfahrung ablehnen, dann lehnen wir die wesentlichste Lebensfrage ab, und das Leben bleibt unerfüllt. Der organische Tod läßt uns dann nicht zur Auseinandersetzung mit den letzten Dingen gelangen und schneidet uns von der Möglichkeit der Erlösung ab. Um diesen Seelenzustand, der in der traditionellen Sprache Verdammnis heißt, zu vermeiden, müssen wir dem Tod entgegengehen, bevor er auf uns zukommt.

Die Philosophie lehrt, daß wir Tag um Tag auf den Tod zugehen. Jeder von uns baut in sich selbst sein eigenes „Todesschiff" auf. Von diesem Standpunkt aus tragen wir durch den Aufbau unseres Todes jeden Tag zu ihm bei, so daß im Grunde jeder Tod ein Selbstmord ist. Ob „durch einen Löwen, einen Abgrund oder ein Fieber" verursacht, ist jeder Tod unsere eigene Leistung. Wir brauchen dann nicht mit Rilke zu bitten: „O Herr, gib jedem seinen eignen Tod", denn genau diesen gibt uns Gott – nur sehen wir es nicht, weil wir es nicht sehen wollen. Wenn ein Mensch sein Leben in die Höhe baut wie einen Turm und diesen Stufe um Stufe, Stockwerk um Stockwerk erklimmt, um dann auf dem höchsten Punkt ins Leere zu treten oder durch einen Herzinfarkt oder Schlaganfall „heruntergeholt" zu werden – hat er dann nicht den architektonischen Plan seines Lebens erfüllt und seinen eigenen Tod erhalten? In dieser Sicht ist Selbstmord nicht mehr eine der möglichen Todesarten, sondern *jeder Tod ist Selbstmord* und als solcher nur weniger evident, wenn es sich um einen Autounfall oder einen Herzschlag handelt als bei Todesarten, die üblicherweise Selbstmord genannt werden.

Die Philosophie lehrt, daß wir unser Schiff um so solider bauen, je bewußter wir dem Tod entgegengehen. Danach wird dieses Schiff mit zunehmendem Alter immer beständiger, so daß der letzte Übergang vom vergehenden Körper aus leicht, glückhaft und ohne Angst erfolgen kann. Dieser innerlich aufzubauende Tod ist jenes Dauerhafte, der pneumatische oder „Hauch"-Körper (subtle body) östlichen Denkens, in dem die Seele inmitten des Zerfalls des Vergänglichen ihre Heimstätte hat. In Wirklichkeit ist aber der Tod nicht leicht zu bestehen, und Sterben ist mühevoll, häßlich, grausam und voller Leiden. Gemäß der Lehre der Philosophie dem Tod bewußt entgegengehen kann also nur eine außergewöhnliche menschliche Leistung sein, und sie wird uns auch in den Bildern unserer religiösen und kulturellen Heldenfiguren als solche dargestellt.

Der Analytiker darf die Philosophie als ersten Schritt in seinem Bemühen um das Selbstmordproblem betrachten. Der Selbstmord kann unter Umständen ein Akt unbewußten Philosophierens sein,

ein Versuch, den Tod durch Verschmelzen mit ihm zu verstehen. Der Todesimpuls braucht nicht als gegen das Leben gerichtet aufgefaßt zu werden; er kann Ausdruck des Verlangens nach Begegnung mit der absoluten Realität sein, des *Verlangens nach einem um die Todeserfahrung und ihre Folgen bereicherten Leben.*

Ohne Angst, ohne vorgefaßte Meinung und ohne pathologisches Vorurteil betrachtet, wird der Selbstmord „natürlich". Er ist natürlich, weil er eine Möglichkeit unserer Natur ist und als solche jeder menschlichen Psyche zur Wahl offensteht. Dem Analytiker geht es weniger um den Selbstmord als solchen als darum, dem andern zu helfen, den Sinn einer solchen Wahl zu verstehen, *der einzigen, die nach der konkreten Todeserfahrung verlangt.*

Ein wesentlicher Aspekt dieser Wahl liegt in der Bedeutung des Todes für die Entwicklung der Persönlichkeit. Mit dem Wachsen der Persönlichkeit wächst die Möglichkeit des Selbstmords. Wir haben gesehen, daß Soziologie und Theologie sich dieser Tatsache bewußt sind. Wo der Mensch sich selbst zum Maßstab wird und sich nur sich selbst gegenüber für seine Handlungen verantwortlich fühlt (wie in den Agglomerationen der Großstädte, beim ungeliebten Kind, in protestantischen Gebieten, bei schöpferischen Menschen), da treffen wir relativ häufig auf die Alternative des selbstgewählten Todes. In dieser freien Wahl des Todes liegt natürlich auch ihr Gegensatz verborgen. Solange wir den Tod nicht wählen können, können wir auch das Leben nicht wählen. *Solange wir zum Leben nicht nein sagen können, solange haben wir nicht wirklich ja zu ihm gesagt,* sondern uns nur von seinem kollektiven Strom dahintragen lassen. Das Individuum, das sich diesem Strom entgegenstellt, erlebt den Tod als erste aller Alternativen, denn wer gegen den Lebensstrom opponiert, wird zu dessen Gegner und dadurch identisch mit dem Tod. Dies zeigt wieder, wie wesentlich die Todeserfahrung als Voraussetzung dafür ist, sich dem kollektiven Lebensstrom entgegenzustellen und die Individualität zu entdecken.

Individualität erfordert Mut. Und Mut ist seit den Zeiten des Altertums mit der Diskussion um den Selbstmord verbunden worden: es braucht Mut, um die Last des Lebens auf sich zu nehmen, und es braucht Mut, um durch eigenen Entschluß das Unbekannte zu betreten. Einige wählen das Leben aus Angst vor dem Tod, andere wählen den Tod aus Angst vor dem Leben. Wir können von außen über Mut oder Feigheit nicht gültig urteilen. Wir können aber verstehen, weshalb das Selbstmordproblem diese Fragen aufwirft: weil es uns zwingt, gegenüber der grundlegenden Lebensfrage – Sein oder Nicht-Sein – Stellung zu beziehen. Der „Mut zum Sein" – wie der modische Ausdruck lautet – heißt nicht einfach, das alltägliche Leben zu wählen. Der Sinn dieser Wahl liegt vielmehr darin, sich selbst zu wählen, die eigene individuelle Wahrheit, einschließlich des „häßlichsten Menschen", wie Nietzsche das Böse in uns genannt hat. Das Leben fortsetzen im Wissen darum, was für ein Scheusal man ist, erfordert tatsächlich Mut. Und nicht wenige Selbstmorde mögen auf Grund der überwältigenden Erfahrung des eigenen Bösen erfolgen, einer Erfahrung, der besonders die schöpferisch Begabten, die Sensitiven und die Schizoiden zugänglich sind. Wer ist dann der Feigling, und wer wirft den ersten Stein? Wir rohen Menschen, die wir in dumpfer Abgestumpftheit gegenüber unserem eigenen Schatten durchs Leben gehen.

In jeder Analyse begegnen wir dem Tod in der einen oder andern Form. Der Träumer stirbt selbst im Traum, oder innere Figuren sterben; gewisse Positionen werden verloren, ohne je wiedergewonnen werden zu können; es gibt den Tod von inneren Einstellungen; den Tod einer Liebe; Erlebnisse von Verlust und Leere, die als Tod beschrieben werden; die Wahrnehmung der Todesgegenwart und die furchtbare Angst vor dem Sterben. Es gibt Menschen, die „halb verliebt in einen ruhevollen Tod" (Keats) sind, für die der Wunsch nach Töten oder Getötetwerden einen romantischen Beigeschmack hat. Der Tod lebt im leidenschaftlichen Aufschwung des jungen Ikarus zur Sonne, im Streben nach Macht, im arroganten Ehrgeiz von Allmächtigkeitsphantasien, bei denen der Feind in einem einzigen von Haß und Wut diktierten Streich zu Boden sinkt. Gewisse Menschen scheinen auf Grund eines inneren Impulses dem Tod zuzustreben, andere von ihm wie mit Hunden gehetzt zu werden; wieder andere fühlen sich durch einen Ruf zu ihm hingezogen, der nur empirisch als von der „andern Seite" kommend beschrieben werden kann, als Sehnsucht eines toten Geliebten, eines Elternteils oder eines Kindes. Andere begegnen dem Tod in einer mystischen Vision, zu der sie als zu einer unverstandenen Erfahrung ihr Leben lang immer wieder zurückzukehren suchen. Für manche ist jede Trennung ein Tod – „partir c'est mourir". Andere fühlen sich verflucht in der Überzeugung, daß ihr Leben unausweichlich dem Dunkel zustrebt im Verlauf einer Schicksalskette, deren letztes Glied der Selbstmord ist. Wieder andere sind in einer Brandkatastrophe oder im Krieg dem Tod entronnen, ohne sich von dem Erlebnis innerlich befreit zu haben, und müssen die angstvollen Momente wieder und wieder durcherleben. Phobien, Zwangsvorstellungen und Schlaflosigkeit können mit dem Todesproblem zusammenhängen. Die Selbstbefriedigung, die sich einzelgängerisch dem Ruf der Liebe widersetzt und wie der Selbstmord die „englische Krankheit" genannt wird, kann Todesphantasien evozieren. Der Tod kann auf das moralische „Wie" eines Lebens einwirken: er führt zur Überprüfung des Lebens, des Glaubens, der Sünden und des Schicksals; zur Frage, wie man dahin gelangt ist, wo man heute steht und wie man weitergehen soll. Oder – ob man überhaupt weitergehen soll.

Wenn die Analyse all diese Todesaspekte verstehen will, dann kann sie sich nur an die Seele wenden. Sie entwickelt ihre Auffassung über den Tod auf empirische Weise an der Seele selbst. Auch hier war Jung der Pionier. Er hörte einfach zu, wie die Seele über ihre Erfahrungen berichtete, und verfolgte beobachtend die den Sinn des Lebens umkreisenden Bilder, welche die lebendige Seele aus sich selbst herausstellt. Hier war er weder Philosoph, noch Physiker, noch Theologe, sondern Psychologe, Erforscher der Seele.

Jung hat entdeckt, daß der Tod die verschiedensten Formen annehmen kann und daß er sich in der Psyche meist nicht als Tod an sich zeigt, als Auslöschen, Negierung und Endgültigkeit. Bilder vom Sterben und Todesvorstellungen in Träumen und Phantasien haben einen ganz anderen Sinn. Die Seele geht durch viele Todeserlebnisse, auch wenn das physische Leben fortgesetzt wird, und wenn das physische Leben zu Ende geht, dann produziert die Seele oft Bilder und hat innere Erlebnisse, die auf Kontinuität hindeuten. Das Fortschreiten der Bewußtwerdung scheint unendlich. *Für die Psyche ist weder die Unsterblichkeit eine Tatsache, noch der Tod ein Ende.* Wir können weder das Weiterleben beweisen noch das Gegenteil. Die Psyche läßt die Frage offen.

Das Suchen nach einem logischen oder experimentellen Beweis der Unsterblichkeit entspringt ohnehin einem unklaren Denken, denn Experiment und logischer Beweis sind Kategorien der Naturwissenschaft und der Logik. Der Verstand arbeitet mit diesen Kategorien, und der Verstand wird durch Beweise überzeugt. Das ist auch der Grund, weshalb der Verstand durch die Maschine ersetzt werden kann, die Seele aber nicht. Die Seele ist nicht Verstand; sie geht an ihr Unsterblichkeitsproblem mit andern Kategorien heran. Das Äquivalent von Beweis und Experiment ist für die Seele Glaube und Sinnhaftigkeit. Diese Kategorien sind ebenso schwierig zu entwickeln und klarzulegen, ebenso hart zu erkämpfen wie ein Beweis. Die Seele ringt mit der Frage nach dem Weiterleben auf Grund ihrer eigenen Erfahrungen. Auf dem Boden solcher Erfahrungen, nicht durch Dogmen oder logische bzw. empirische Evidenz, bauen sich Glaubenshaltungen auf. Und nur schon die Tatsache, daß die Psyche diese Glaubensfähigkeit besitzt, die sich durch Beweis oder Experiment nicht erschüttern läßt, drängt uns dazu, die Unsterblichkeit der Seele als möglich anzunehmen. Psychische Unsterblichkeit heißt weder Auferstehung des Fleisches noch persönliches Weiterleben. Das erstere bezieht sich auf die Unsterblichkeit des Leibes, das letztere auf die Unsterblichkeit des Geistes. Unser Anliegen ist jedoch die Unsterblichkeit der Seele.

Was könnte nun die Aufgabe dieser in der Seele angelegten Kategorien – Glaube und Sinnhaftigkeit – sein? Gehören sie nicht zum seelischen Rüstzeug für das Umgehen mit der Realität, so wie Experiment und Beweis vom Verstand eingesetzt werden? Wenn dem so ist, dann sind Glaubensinhalte tatsächlich „real“. Dieses *psychologische Argument für die Unsterblichkeit* hat die alte Entsprechungslehre zur Voraussetzung, wonach die Welt und die Seele des Menschen in geheimer Übereinstimmung aufs engste miteinander verbunden sind. Die Psyche betätigt sich in Übereinstimmung mit der objektiven Realität. Wenn der Glaube eine Funktion der Psyche ist, dann heißt das nach dieser Auffassung, daß es auch eine objektive Realität gibt, für die der Glaube eine bestimmte Funktion hat. Diese psychologische Auffassung kommt in dem theologischen Argument zum Ausdruck, daß nur die Gläubigen in den Himmel kommen. Ohne die Funktion des Glaubens gibt es keine entsprechende Realität des Himmels.

Dieser psychologische Deutungsversuch der Unsterblichkeit kann auch anders formuliert werden: Nach Jung ist die Vorstellung der Energie und ihrer Unzerstörbarkeit uralt; sie war weit verbreitet und in unzähligen Variationen mit der Vorstellung der Seele verbunden, lange bevor Robert Mayer die Erhaltung der Energie als naturwissenschaftliches Gesetz formulierte. Wir können von diesem urtümlichen Bild auch in der modernen wissenschaftlichen Psychologie nicht absehen, die von der Psyche immer noch in energetischen Ausdrücken spricht. Was Unsterblichkeit und Reinkarnation in der Psychologie ist, ist die Erhaltung und Umwandlung der Energie in der Physik. Die geistige Gewißheit, daß die Energie „ewig" ist, wird in der Physik durch ein Gesetz ausgedrückt. Das entspricht der Überzeugung der Seele, daß sie selbst unsterblich ist, und die Gewißheit der Unsterblichkeit ist gleich dem inneren Gefühl für die Ewigkeit der psychischen Energie. *Denn wenn die Psyche ein energetisches Phänomen ist, dann ist sie unzerstörbar.* Ihre Fortdauer in einem „anderen Leben" kann ebensowenig bewiesen werden wie die Existenz der Seele in diesem Leben. Ihre Existenz ist lediglich psychologisch gegeben im Sinne einer inneren Gewißheit, und das ist – Glauben.

Wenn wir uns fragen, weshalb jede Analyse so oft und in so verschiedener Art auf den Tod stößt, so finden wir in erster Linie, daß *der Tod auftritt, um eine Wandlung zu ermöglichen.* Die Blüte welkt beim Schwellen der Frucht, die Schlange wirft ihre Haut ab, und der Erwachsene „legt ab, was kindisch war". Die schöpferische Kraft tötet, indem sie Neues erzeugt. Der Aufruhr und das Chaos, das man Neurose nennt, kann als ein Kampf zwischen Leben und Tod betrachtet werden, bei dem die Gegenspieler maskiert sind. Was der Neurotiker Tod nennt, nur weil es dunkel und unbekannt ist, kann ein neuer Lebensimpuls sein, der ins Bewußtsein durchzubrechen versucht; was er Leben nennt, weil es vertraut ist, ist vielleicht nur eine absterbende Haltung, die er aufrechtzuerhalten versucht. Das Todeserlebnis vernichtet die alte Ordnung, und insofern als die Analyse ein verlängerter „seelischer Zusammenbruch" ist (dem im weiteren Fortschreiten allerdings ein Aufbau folgt) *heißt In-Analyse-Sein: sterben.* Die Angst davor, eine Analyse zu beginnen, berührt in ihrer Wurzel das tiefe Schaudern vor dem Tod, und daher darf das fundamentale Problem des Widerstandes nicht leicht genommen werden. Ohne ein Absterben gegenüber der Welt der alten Ordnungen gibt es keine Erneuerung, denn Wachstum ist nicht nur ein additiver Prozeß, der weder Opfer noch Tod erfordert. Wir werden noch darauf zu sprechen kommen. Die Seele drängt auf Todeserfahrung, weil diese die Wandlung ermöglicht. Von diesem Gesichtspunkt aus ist der Selbstmordimpuls ein Wandlungstrieb. Er will sagen: „Das Leben, so wie es jetzt ist, muß anders werden. Etwas muß aufhören. ‚Morgen, morgen und dann wieder morgen ... ist ein Märchen, das ein Narr erzählt' (Macbeth). Der gesamte Ablauf muß zu einem vollständigen Ende kommen. Da ich aber nichts tun kann, um das Leben hier zu ändern, nachdem ich alles und jedes versucht habe, bleibt mir nichts anderes, als diesem Leben ein Ende zu setzen, hier in meinem Körper als in jenem Teil der objektiven Welt, über den ich noch Macht habe. Ich setze mir selbst ein Ende."

Wenn wir uns diese Argumentation näher ansehen, dann finden wir, daß sie von der Psychologie zur Ontologie führt. Die Bewegung auf ein vollständiges Ende zu, auf eine Erfüllung in der stasis, in der alle Prozesse aufhören, ist der Versuch, eine andere Ebene der Egalität zu erreichen, vom Werden zum Sein zu gelangen. Sich selbst ein Ende setzen heißt an sein eigenes Ende kommen, das Ende oder die Grenze dessen finden, was man ist, um das zu erreichen, was man – noch – nicht ist. „Dieses" wird eingetauscht für „jenes"; eine Ebene wird verlassen zugunsten einer andern. *Der Selbstmord ist der Versuch, von der einen Ebene zur andern gewaltsam, durch Tod, zu gelangen.*

Diese Bewegung auf einen andern Aspekt der Realität zu kann durch die grundlegenden Gegensätze illustriert werden, die Körper und Seele genannt werden, Aktivität und Passivität, Materie und Geist, Diesseits und Jenseits, die alle symbolisiert werden durch den Gegensatz von Leben und Tod. Die schweren Kämpfe, die einem Selbstmord vorausgehen, sind nichts anderes als die Auseinandersetzung der Seele mit den Paradoxien all dieser Gegensätze. Mit dem Entschluß zum Selbstmord wird die Wahl zwischen diesen sich bekämpfenden Mächten getroffen, zwischen denen keine Versöhnung möglich zu sein scheint. Wenn der Entschluß einmal gefaßt und die Ambivalenz überwunden ist, dann ist der Betreffende (das zeigen u. a. die Studien von Ringel und von Morgenthaler über Aufzeichnungen von Selbstmördern) meistens ruhig und ausgeglichen, und sein Verhalten deutet in keiner Weise darauf hin, daß er die Absicht hat, sich das Leben zu nehmen. Er ist bereits „drüben".

Diese Ruhe stimmt mit dem Todeserlebnis der körperlich Sterbenden überein, von denen Sir William Osler sagte: „Wenige, sehr wenige, leiden körperlich, und noch wenigere seelisch." Der eigentliche Todeskampf geht dem organischen Tod meist voraus. Der Tod kommt zuerst als ein Erlebnis der Seele, und erst nachher erlischt der Körper. „Angst", sagt Osis, „spielt bei den Sterbenden keine wesentliche Rolle", während gehobene, freudige Stimmung häufig angetroffen wird. Andere Untersuchungen über das Sterben berichten von ähnlichen Feststellungen. Die Angst vor dem Tod bezieht sich auf die *Todeserfahrung,* die nicht an den physischen Tod gebunden und nicht von ihm abhängig ist.

Wenn der Selbstmord ein Wandlungsimpuls ist, dann könnte die heutige Konstellierung des Massenselbstmords durch die Atombombe den Schluß zulassen, daß die kollektive Psyche dadurch nach einer Erneuerung strebt, daß sie sich von allen historischen Gebundenheiten und dem Gewicht ihrer materiellen Anhäufungen zu befreien sucht. In einer Welt, in der die materiellen Dinge und das physische Leben in überwältigender Weise vorherrschen, wo die Güter das „Gute" geworden sind, in dieser Welt wird natürlich das, was sie uns, die wir daran gebunden sind, zerstört, zum „Bösen". Könnte jedoch dieses Böse nicht auch in gewissem Sinn ein verkleidetes Gutes sein, das uns zeigen will, wie prekär und relativ unsere üblichen Wertmaßstäbe sind? Die Bedrohung durch die Bombe läßt uns im Schatten des Todes leben. Wenn sie uns der Todeserfahrung näher bringt, so muß das nicht heißen, daß auch der konkrete Massenselbstmord nähergerückt ist. Wo man sich an das Leben festsaugt, nimmt der Selbstmord den zwanghaften Drang zum „Super-Töten" an. Wo aber mit dem kollektiven Tod gelebt wird – wie in den Konzentrationslagern oder im Krieg – da ist der Selbstmord selten. Worauf es ankommt, ist dies: *Je immanenter die Todeserfahrung, um so größer die Möglichkeit der Wandlung.* Daß die Welt sich nahe bei einem kollektiven Selbstmord aufhält: ja; daß aber dieser Selbstmord faktisch vollzogen werden muß: nein. Was geschehen muß, falls der konkrete Selbstmord nicht erfolgt, ist eine Wandlung der kollektiven Psyche. Die Bombe könnte in dieser Sicht Gottes dunkle Hand sein, die Er in früheren Zeiten vor Noah und den Städten der Ebene erhoben hat und die nicht den Tod fordert, sondern die grundsätzliche Wandlung unserer Seele.

Auch dort, wo der Selbstmordimpuls nicht direkt aus dem Ich kommt, sondern als Stimme oder Figur aus dem Unbewußten den Analysanden zum Selbstmord treibt, führt oder beordert, auch dort kann die Botschaft heißen: „Wir können nicht eher wieder zusammenkommen, als bis sich eine Wandlung vollzogen hat, eine Wandlung, die deinem Identischsein mit dem konkreten Leben ein Ende setzt." *Selbstmordphantasien befreien von der alltäglichen und allgemein üblichen Betrachtung der Dinge* und versetzen uns in die Lage, der Wirklichkeit der Seele zu begegnen. Diese Wirklichkeit erscheint in Form von Bildern, Stimmen oder Impulsen, mit denen man in Beziehung treten kann. Solche Begegnungen mit dem Tod setzen aber voraus, daß man das Reich der Seele – mit ihren nächtlichen Geistern, ihren seltsamen Emotionen und formlosen Stimmen, in denen das Leben entkörperlicht und in hohem Maße autonom ist – als Wirklichkeit anerkennt. Unter dieser Voraussetzung kann ein scheinbar regressiver Impuls seine prospektiven Werte offenbaren.

Da ist zum Beispiel ein junger Mann, der sich nach einem Fehlschlag im Examen erhängen wollte: es treibt ihn, seinen Verstand zu ersticken oder sein Gehirn zu zertrümmern, nachdem er zu intensiv und zu hoch zu fliegen versucht hat. Der Tod scheint dunkel und einfach; Passivität und die Fühllosigkeit der Materie ziehen ihn hinab. Die Melancholie, jene schwarze Bedrückung, in der so viele Selbstmorde geschehen, enthüllt den Zug der Schwerkraft hinunter zu dem dunklen, kalten Skelett der Realität. Die Depression verengt und konzentriert aufs Wesentliche, und der Selbstmord ist die endgültige Absage an das Dasein zugunsten des Seins.

Oder eine Frau wird in ihren Selbstmordvorstellungen wie Hamlet von der Figur des toten Vaters verfolgt. Als sie ihm standhält, um auf ihn zu hören, sagt er zu ihr: „Du bist im Weltlichen verloren, weil du deinen Vater vergessen und dein inneres Streben begraben hast. Stirb und werde."

Ein Gatte bezeichnet in seinen hinterlassenen Aufzeichnungen als Zweck seines Selbstmords, sich als Hindernis zu Freiheit und Glück seiner Gattin aus dem Weg zu räumen. Auch hierin kann der Versuch erkannt werden, durch Selbstmord einen andern Seinszustand zu erreichen. Es ist ein Versuch zur Wandlung.

Echte und grundlegende Wandlung wirkt sich immer auf den Körper aus. Der Selbstmord ist irgendwo immer auch ein Körperproblem. Die Wandlung vom Säuglingsalter zur Kindheit wird von physischen Veränderungen in der Körperstruktur und den Libidozonen begleitet; das gleiche gilt für die wesentlichen Wandlungsperioden des Lebens in der Pubertät, im Klimakterium und im Alter. Krisen sind emotional getönt, sie durchströmen den Körper mit Freude und Angst. Initiationsriten sind Erprobungen des Fleisches. Die Todeserfahrung betont die Notwendigkeit der physischen Wandlung, und *der Selbstmord ist ein Angriff auf das Leben des Körpers.* Klingt hier nicht die Platonische Idee an, wonach die Seele im Körper gefangen ist? Es gibt Menschen, die sich ein Leben lang in ihrem eigenen Körper fremd fühlen. Um in das Reich der Seele als in eine Wirklichkeit einzutreten, die der üblichen Auffassung von Wirklichkeit gleichwertig ist, ist es tatsächlich notwendig, der Welt abzusterben. Dies mag dazu führen, das körperliche Gefängnis sprengen zu wollen. Und weil wir nie wissen können, ob die alte Vorstellung von der unsterblichen Seele im sterblichen Körper wahr ist oder nicht, muß der Analytiker den Selbstmord mindestens auch im Licht einer Austragung des Körper-Seele-Gegensatzes betrachten.

Zuweilen soll mit dem Angriff auf das körperliche Leben die *affektive Basis des Ichbewußtseins zerstört werden.* In extremverzerrten Fällen führt diese Art des Todeserlebnisses zu Selbstverstümmelungen in suizidaler Absicht. Solche Verstümmelungen können aber im Sinne östlicher Meditationstechniken oder der universalen Bildsprache als Opferung des animalischen Lebensträgers, des körperlichen Lebens, verstanden werden. Weil innere Bilder und Phantasien zu Handlungen drängen, werden bestimmte Methoden angewendet, um den affekthaften Impuls zur Tat von den psychologischen Inhalten zu trennen. Die Erinnerung wird von konkretem Verlangen reingewaschen. Damit nach Auslöschen des Tat-Impulses das innere Bild als Zentrum imaginierenden Spiels und meditativer Konzentration heraustreten kann, muß das körperliche Verlangen sterben. Zu meinen, es müsse durch Selbstmord vernichtet werden, wäre ein konkretistisches Mißverstehen einer psychologischen Notwendigkeit. Was Not tut, um eine Bewußtheit über die egozentrischen Begrenzungen hinaus zu erlangen, ist lediglich die Trennung von Bild und Affekt. Sie wird erreicht durch die Introversion der Libido, archetypisch dargestellt im Inzestmotiv. Dieses Bild besagt, daß sich das körperliche Verlangen mit der Seele verbindet, anstatt mit der äußeren Welt. Auf diesem Weg nach innen wird der affektive Impuls zu einer seelischen Energie und dadurch gewandelt.

Um ihre Wandlungsansprüche durchzusetzen und zu verdeutlichen, kann die Seele außer dem Tod auch andere Symbole hervorbringen, solche, die um Geburt und Wachstum, um Übergänge in Raum und Zeit kreisen. Das Todessymbol ist jedoch am wirkungsvollsten, weil es jene intensive Emotion mit sich bringt, ohne die sich keine echte Wandlung vollzieht. Das Todeserlebnis fordert am stärksten heraus und verlangt eine vitale Antwort des ganzen Menschen. Es ist das Ende des Weges. In ihm gibt es, wie in der Tragödie, kein Ausweichen, sondern nur den letzten Schritt voran, in den Tod. Das Tragische wird *in extremis* geboren, in einer Situation, aus deren Ausweglosigkeit man zu einem „salto mortale" auf eine andere Seinsebene gezwungen wird. Die Tragödie ist der Sprung aus der Geschichte in den Mythus; in ihr wird das persönliche Leben von den unpersönlichen Pfeilen des Schicksals durchbohrt. *Das Todeserlebnis eröffnet jedem Leben die Möglichkeit des Tragischen,* denn der Tod – das haben die Romantiker richtig gesehen – löscht das Persönliche aus und transponiert das Leben in jene heroische Tonart, in der nicht nur Abenteuer, Experiment und Absurdität erklingen, sondern in der vor allem auch der tragische Sinn des Lebens ertönt. Tragik und Tod sind ineinander verwoben; im Todeserlebnis liegt der Zugriff des Tragischen, und der Sinn des Tragischen ist das Wissen um den Tod.

Die andern Symbole der Wandlung (wie Geburt, Wachstum, Übergänge in Raum und Zeit) deuten offen eine neue Stufe an. Sie enthüllen diese neue Stufe, bevor die alte durchschritten ist. Sie entfalten neue Möglichkeiten und versprechen Hoffnung, während das Todeserlebnis nie als Übergang erfahren wird. Es ist der bedeutsamste Übergang, der paradoxerweise sagt: es gibt keine Zukunft. Das Ende ist gekommen. Alles ist vorbei – zu spät.

Unter dem Druck des „zu spät", im Wissen darum, daß das Leben in die Irre gegangen ist und es keinen Ausweg gibt, bietet sich der Selbstmord als Lösung an. *Der Selbstmord ist der Drang nach eiliger Wandlung.* Er ist nicht ein verfrühter Tod, wie die Medizin sagen würde, sondern die späte Reaktion eines hinausgezögerten Lebens, das sich in seinen verschiedenen Phasen keiner Wandlung unterzogen hat. Es möchte jetzt und hier und vollständig sterben, weil es seine früheren Todeskrisen zu erleben versäumt hat. Diese Ungeduld und Intoleranz spiegelt eine Seele wider, die mit ihrem Leben nicht Schritt gehalten hat oder, bei alten Menschen, ein Leben, das einer immer noch hungrigen Seele keine nährende Erfahrung mehr zu bieten hat. Alte Menschen müssen Schuld und Sühne büßen, und so werden sie zu ihrem eigenen Richter. Die Gattin ist gestorben; wenn auch die Wiedervereinigung im Jenseits nicht gewiß ist, so ist sie doch wenigstens möglich, während in diesem Leben nichts mehr möglich ist als der nackte Schmerz. Oder man lebt, als wäre man schon gestorben, in apathischer Gleichgültigkeit: „Es ist mir gleich, ob ich lebe oder tot bin.“ Hier hat die Seele eine Welt schon verlassen, in der sich der Körper noch wie eine Marionette bewegt. In all diesen Fällen ist die Zeit aus den Fugen geraten und soll durch den Selbstmord wieder richtiggestellt werden.

Wenn die Todeserfahrung in der Analyse auftaucht, ist sie oft mit den in der Seele lebenden Urbildern von Anima und Animus verbunden. Die Auseinandersetzung mit den Verführungskünsten der Anima und den Intrigen des Animus sind Kämpfe mit dem Tod. Diese Kämpfe haben für den erwachsenen Menschen tödlicheren Aspekt als die Bedrohungen durch negative Vater- oder Mutterbilder. Die Herausforderungen von Anima und Animus bedrohen sogar das organische Leben, denn der Kern dieser archetypischen Dominanten ist psychoid, d. h. durch die Emotion mit dem Leben des Körpers direkt verbunden. Krankheit, Verbrechen, Psychose und Süchtigkeit sind nur einige krassere Manifestationen des Todesaspekts der erwähnten Archetypen. Immer wieder erscheint der Animus als Mörder und die Anima als Versucherin, die den Mann scheinbar ins Leben geleitet, ihn in Wirklichkeit aber zerstört. Die Psychologie von C.G. Jung gewährt tiefe Einsichten in diese spezifischen Todesträger der Seele.

In der Analyse ist der Tod überall anzutreffen, vor allem in den Träumen. Da wird die alte Ordnung mit Messern zerschnitten, verbrannt und begraben. Gebäude stürzen ein; die Mauern sind faul, voller Würmer, oder brennen. Der Träumer folgt Leichenbegängnissen und gelangt auf den Friedhof. Seltsame Musik ertönt. Er sieht unbekannte Leichen, beobachtet Frauen bei ihren Gebeten und hört die Glocke schlagen. Sein Name wird in ein Familienalbum oder ein Register oder einen Stein eingetragen. Teile seines Körpers lösen sich auf; der Arzt, der Gärtner und der Henker kommen, um die Zerstückelung vorzunehmen. Ein Richter verurteilt, ein Priester vollzieht Todesriten. Ein Vogel liegt, auf den Rücken gefallen, am Boden. Es ist zwölf Uhr, oder Dinge geschehen in dunkler Dreierfolge. Klauen, Särge, Grabtücher, grimassierende Masken mit fletschenden Zähnen treten auf. Sensen, Schlangen, Hunde, Knochen, weiße und schwarze Rosse, Raben künden Zerstörung an. Ein Faden wird abgeschnitten, ein Baum gefällt. Dinge gehen in Rauch auf. Tore und Schwellen werden zu Zeichen. Ein Träumer wird von einer zweideutigen Frauengestalt in die Tiefe geführt, eine Träumerin von körperlosen Augen, Fingern, Flügeln und Stimmen auf einen dunklen Weg gewiesen. Oder es findet Hochzeit und Verkehr mit einem Engel statt, ein unheimlicher Tanz, eine Schwelgerei bei der Totenwache, ein Ahnenmahl mit symbolischen Speisen, oder eine Reise nach einem paradiesischen Land. Wie aus einem Grab aufsteigende Feuchtigkeit wird verspürt oder ein plötzlicher Windstoß. Es gibt den Tod in der Luft, im Feuer, im Wasser und durch Begrabenwerden in der Erde. Koma, Ekstase und der Trance-Zustand jeder Anstrengung barer Passivität tragen den Träumer mit sich fort. Zuweilen ist er in einem Netz oder Gewebe gefangen. Er erlebt den Tod von Repräsentanten nicht mehr lebensfähiger Anpassungsweisen, wie bewunderter Personen der Kindheit, weltberühmter Helden, ja auch geliebter Tiere, Pflanzen und Bäume. So wie alte Beziehungen im Laufe der Zeit verblassen, gibt es Abschiede im Traum, der Träumer verliert bisherige Einstellungen, findet sich als Eremit in einer Höhle, bei einem stehenden Teich, verdurstend in der Wüste, am Rande des Abgrunds oder auf einer einsamen Insel. Dann wieder wird er von Naturgewalten bedroht (Blitz oder Meer), von wilden Tieren, Mördern (Räubern und Entführern) oder unheilvollen Maschinen verfolgt. Oder er wendet sich gegen sich selbst.

Die Vielfalt der Bilderwelt, durch die der Tod ausgedrückt werden kann, scheint unbegrenzt. Jedes dieser Bilder zeigt die Art, in der die Bewußtseinsauffassung des Todes durch das Unbewußte reflektiert wird, in der ganzen Skala von süßem Fliehen bis zu brutalem Mord. Jedesmal, wenn solche Bilder ins Erlebnis dringen und eine neue Phase des Leidens beginnt, wird ein Teil des Lebens aufgegeben, und wir gehen durch Verlust, Trauer und Schmerz. Sie sind begleitet von Einsamkeit und Isolierung. Jedesmal ist etwas zu Ende.

Wenn das Todeserlebnis an einem suizidalen Bild festhält, dann heißt das, daß das „Ich" des Patienten und alles, was er für sein Ich hält, an ein Ende gelangt ist. Das gesamte Netzwerk und die ganze Struktur muß zerbrochen, jedes Band gelöst, jede Bindung gelockert werden. Das Ich will vollständige und bedingungslose Befreiung. Das bisher aufgebaute Leben ist zum Käfig falscher Verpflichtungen geworden, der gesprengt werden muß; bei einem Mann geschieht dies häufig durch die Gewalt männlicher Kraft und bei einer Frau durch Auflösung in den sanft empfangenden Schoß der Natur durch Ertrinken, Vergiftung oder Schlaf. Was nachher kommt, liegt nicht auf der Linie des Besser oder Schlechter; was nachher kommt, wird auf alle Fälle anders sein, vollständig anders, das „ganz andere". Der Gedanke an nachher ist unwichtig, weil er von der Todeserfahrung wegführt und sie ihrer Wirkung beraubt.

Und auf diese Wirkung kommt alles an. Wie sie auftritt und wann, sind Fragen geringerer Bedeutung gegenüber der Frage, weshalb sie auftritt. *Aufgrund der Aussage der Seele über sich selbst liegt die Wirkung der Todeserfahrung darin, in einem kritischen Moment eine radikale Wandlung zu erzielen.* Wenn wir in einem solchen Augenblick das Argument der Verhütung im Namen der Lebenserhaltung hervorholen, dann unterbinden wir die radikale Wandlung. Eine durch und durch gehende Krise ist ein Todeserlebnis; wir können nicht das eine ohne das andere haben. Dies führt uns zur Annahme, daß die Todeserfahrung für das psychische Leben eine nicht zu umgehende Notwendigkeit ist. Das würde aber heißen, daß auch die suizidale Krise als eine bestimmte Form der Todeserfahrung als für das Leben der Seele notwendig angesehen werden muß.

5. Angesichts der Selbstmordgefahr

Die Todeserfahrung ist notwendig – aber ist es auch der faktische Selbstmord? Wie geht der Analytiker vor, wenn das Todeserlebnis von Selbstmordideen durchtränkt ist? Wie kann er dem Verlangen seines Analysanden gerecht werden und trotzdem innere und äußere Notwendigkeit auseinanderhalten?

Das Auseinanderhalten von innen und außen ist eine der Hauptaufgaben des Analytikers. Wenn er sich ihr in richtiger Weise unterzieht, dann befreit er das Leben von verwirrenden Projektionen und die Seele von ihrer Verhaftung an die äußere Welt. Innen und außen werden getrennt, damit sie später wieder – richtig – vereint werden können: Die Seele wird dann in die Welt hinein ausstrahlen, und das äußere Leben führt dem inneren Menschen Nahrung zu. *Die Selbstmorddrohung,* wie übrigens jedes in den ersten Stunden in die Analyse gebrachte Symptom – *beruht auf einer Verwechslung von innen und außen.* Wir leiden, wenn wir die psychische Realität mit konkreten Menschen und Ereignissen vermengen, das Leben symbolisieren und seine Wirklichkeit verzerren; und umgekehrt: Wir leiden, wenn wir die psychische Realität nur in der Weise erleben können, daß wir unsere Phantasien und Vorstellungen in der äußeren Welt „agieren".

Außen und innen, Leben und Seele, laufen in „äußerer Lebensgeschichte" und „Seelengeschichte"[1] nebeneinander her. Die Lebensgeschichte enthält die biographische Aufzählung historischer

1 Vgl. zu dieser Gegenüberstellung von „case history" und „soul history" durch den Autor den von Ludwig Binswanger im Jahre 1927 herausgearbeiteten Gegensatz von „Lebensfunktion und innerer Lebensgeschichte". Anm. d. Üb.

Gegebenheiten, an denen jemand teilhat: Familie, Schule, Arbeit, Krankheit, Krieg, Liebe usw. Die Seelengeschichte übergeht oft einige oder viele dieser Ereignisse und „erfindet" andererseits spontan innere Erlebnisse ohne wesentliche äußere Entsprechungen. Die Seelenbiographie verzeichnet die inneren Erfahrungen. Sie scheint anders zu verlaufen als der einseitig gerichtete Strom der Zeit und kommt am deutlichsten in Emotionen, Träumen und Phantasien zum Ausdruck. Viele Jahre und äußere Ereignisse werden kurzerhand ausgewischt, während andere Aspekte der äußeren Lebensgeschichte von den Träumen immer und immer wieder umkreist werden, da sie sinnhafte Träger der seelischen Erfahrung darstellen. Diese inneren Erfahrungen beruhen auf der von Natur aus symbolschaffenden Tätigkeit der Psyche. Sie erwachsen aus bedeutsamen Träumen, Krisen und Einsichten und geben der Persönlichkeit ihr Gepräge. Sie tragen „Namen" und „Daten" wie die Ereignisse der äußeren Lebensgeschichte; sie sind wie Grenzsteine, die das Gebiet der Persönlichkeit abstecken. Sie können schwerer verleugnet werden als äußere Ereignisse. Nationalität, Ehe, Religion, Beruf und sogar der eigene Name können geändert werden. Wenn man aber versucht, den eigenen symbolischen „Paß" zu verleugnen oder zu fälschen, verrät man die eigene Natur und verliert sich in einer wurzellosen Anonymität, die einer äußeren Katastrophe mindestens ebenbürtig ist. Daher wird es auch nie gelingen, in einer reduktiven Analyse diese Symbole durch den Versuch ihrer Rückführung auf lebensgeschichtliche Traumata des Sinnes zu berauben.

Die äußere Lebensgeschichte berichtet über Erfolg und Mißerfolg in der Welt der Tatsachen. In der Welt der Seele sehen Erfolg und Mißerfolg anders aus, denn ihr Leistungsziel ist ein anderes. Ihr Arbeitsmaterial sind die inneren Erlebnisse, und ihre Leistungen werden nicht nur durch Willensanstrengungen vollbracht. Die Seele imaginiert und spielt – und Spiel wird nicht in einer Tatsachenchronik verzeichnet. Was könnte von unseren Kindheitsspielen in die äußere Lebensgeschichte aufgenommen werden? Kinder und sogenannte „primitive Völker" haben keine Geschichte; ihr Spiel schlägt sich vielmehr in Mythen und Symbolen nieder, in Sprache und Kunst und in dem Stil ihres Lebens. Die innere Seelengeschichte aufnehmen heißt Emotionen, Phantasien und Bilder erfassen, indem man in das Spiel eintritt und die Träume mit dem Patienten mit-träumt. *Eine Seelengeschichte aufnehmen heißt teilhaben am Schicksal des andern.* Wo die äußere Lebens- und Krankheitsgeschichte eine Folge von Tatsachen aneinanderreiht, die schließlich die Diagnose ergeben, weist die Seelengeschichte vielmehr eine Spontaneität auf, die, obwohl konzentrisch, immer über sich selbst hinausweist. Ihre Tatsachen sind Symbole und Paradoxien. Zum Aufnehmen einer Seelengeschichte braucht es die intuitive Einsicht des altmodischen Diagnostikers und das imaginative Verstehen eines Lebensstils, das nicht durch Aufzählen und Erklären von Daten der äußeren Lebensgeschichte ersetzt werden kann. Die Seelengeschichte kann über die äußere Lebensgeschichte nicht erfaßt werden. Andererseits jedoch kann die äußere Lebensgeschichte durch die intensive Erforschung der Seelengeschichte – was nichts anderes heißt als durch die Analyse – ans Licht treten.

Die Analyse bewegt sich im Lauf ihres Fortschreitens nach innen, von der äußeren zur Seelengeschichte hin; d. h. die Komplexe werden sukzessive mehr auf ihren archetypischen Sinn als auf ihre traumatische Geschichte hin erforscht. Die Seelengeschichte tritt ins Licht, wenn man sie von den Verdunkelungen durch die äußere Lebensgeschichte befreit. So werden z. B. die Mitglieder der nächsten Familie zu den realen Personen, die sie sind, unverzerrt durch den inneren Sinn, den zu tragen sie gezwungen waren. Die Herausarbeitung der Seelengeschichte erfolgt durch die Wiedererweckung von Emotionen, Phantasien und Träumen im Gefühl für ein mythologisches Schicksal, das von transpersonalen Mächten und von der spontanen, akausalen Zeit durchtränkt ist. Die chronische Identifizierung der Seele mit äußeren Ereignissen, Orten und Menschen wird so „kuriert“. Wenn diese Trennung eingetreten ist, ist man nicht länger ein „Fall“, sondern ein Mensch. Die Seelengeschichte enthüllt sich im sukzessiven Abstreifen der äußeren Lebensgeschichte oder mit andern Worten, in einem Absterben von der Welt als einer Arena von Projektionen. Die Seelengeschichte ist ein Nekrolog zu Lebzeiten, der das Leben vom Standpunkt des Todes aus aufrollt und die Einzigartigkeit eines Menschen *sub specie aeternitatis* bloßlegt. So wie man seinen eigenen Tod aufbaut, so schreibt man seinen eigenen Nachruf in der inneren Seelengeschichte.

Die Tatsache der Existenz einer Seelengeschichte zwingt uns, den Tod eines Menschen in der Analyse von diesem Gesichtspunkt aus zu betrachten. Die äußere Lebensgeschichte ordnet den Tod durch einen Autounfall in eine andere Kategorie ein als denjenigen, der durch eine Überdosis von Schlaftabletten erfolgt. Tod durch Krankheit, durch Unfall und durch Selbstmord werden als verschiedenartige Todesarten bezeichnet – und das sind sie auch, aber nur von außen besehen. Auch die differenzierteren Klassifikationen – nicht vorbedacht, vorbedacht und halb vorbedacht – tragen dem Mitwirken der Seele bei jedem Tod nicht genügend Rechnung. Diese Kategorien berücksichtigen zu wenig, daß die Seele dauernd über den Tod meditiert. Freuds „Thanatos" ist immer gegenwärtig; die Seele bedarf des Todes, und der Tod hat in der Seele seine dauernde Wohnstatt.

Ist der Analytiker an einer Art des Todes weniger beteiligt als an einer andern? Trägt er eine größere Verantwortung für einen vorbedachten Selbstmord als für einen unbewußt vorbedachten Unfall oder ein nicht vorbedachtes Krebsleiden? Seine Stellungnahme einem Todesfall gegenüber, wie immer er eingetreten sein mag, hängt von seiner Erfassung der Seelengeschichte ab. Er wird versuchen, diesen Tod in Beziehung zu den fundamentalen Symbolen, jenen Schicksalsbestimmern der Seelengeschichte, zu setzen. Seine Verantwortung bezieht sich auf die psychologische Angemessenheit der Ereignisse, ihre innere Richtigkeit oder Systematik, gleichgültig wie sie nach außen erscheinen.

Von diesem Gesichtspunkt aus kann die Kugel des Mörders, für das Opfer zufällig und nicht vorbedacht, genau so zu dem mythischen Grundmuster seines Schicksals gehören wie ein vorsätzlicher und vorbedachter Selbstmord nach Jahren erfolgloser Versuche. Denn nicht nur die persönliche Psychodynamik der äußeren

Lebensgeschichte und ihr erklärbares Motivationssystem entscheiden darüber, ob ein Tod richtig oder notwendig ist. Es gibt Tode, die falsch sind, wie jener des Helden oder des hilfreichen Gefährten, des Liebesbildes der Seele oder des Menschensohnes am Kreuz, und die trotzdem in tragischer Weise richtig sind. Sie gehören zu einem bestimmten mythischen Grundmuster. Mythen haben Raum für Dinge, die falsch und zugleich notwendig sind.

Unser Leben wird von Mythen regiert. Mythen steuern eine Lebensgeschichte aus der Tiefe durch die Seelengeschichte. Das Irrationale, Absurde und oft Schreckliche des Experiments der Natur, das wir zu leben versuchen, wird von den mythischen Bildern und Motiven aufgenommen und bis zu einem gewissen Grad verständlich gemacht. Es gibt Menschen, die das Leben falsch leben und es dann falsch verlassen müssen. Wie könnten wir Verbrechen, Perversität oder das Böse anders verstehen? Die faszinierende Intensität solcher Leben und Tode zeigt Dinge am Werk, die das rein Menschliche übersteigen. Die Berücksichtigung der Macht der Mythen, in denen jede Art von Grauen möglich ist, erlaubt eine größere Objektivität in der Erforschung solcher Leben und Tode, als das Studium der nur persönlichen Motivationen es vermag.

Ein Analytiker hat gewiß keinen bevorzugten Zugang zu den Geheimnissen der Natur. Er kann die Geheimschrift nicht lesen und nicht wahrsagen wie ein Orakel. Er kann jedoch – *Deo concedente* – auf Grund seines Vertrautseins mit der Seelengeschichte und den in ihr erkennbaren Mythologemen versuchen, den Dingen auf den Grund zu kommen, das heißt tiefer zu dringen als zu rational erklärbaren Motiven und Moralismen von richtig und falsch. Die rationale Moralität des Lebens ist schon immer in Frage gestellt worden; sollte es mit dem Tod anders sein?

Vom Standpunkt der Seelengeschichte aus bestimmt das „geheime Bündnis“ die Verantwortlichkeit des Analytikers, wie wir das im zweiten Teil dieses Buches noch ausführen werden. Seine Verantwortung reicht so weit wie sein inneres Beteiligtsein an der Seelengeschichte des andern. Theoretisch ist er an jeder Todesart gleicherweise mitbeteiligt und *für einen Selbstmord nicht in höherem Maße verantwortlich als für einen andern Tod.* Das Versagen des Analytikers bei einem Selbstmord betrifft nicht den tatsächlichen Selbstmordakt, wie das von jenen angenommen wird, die in jedem Selbstmord ein therapeutisches Versagen sehen. Es geht vielmehr um ein Versagen dem geheimen Bündnis gegenüber, das in zweierlei Form auftreten kann: Entweder war der Analytiker zu wenig beteiligt, oder dann stand er zu wenig bewußt zu seinem Beteiligtsein. Die Haltung des „mit einem Fuß außen- und mit einem Fuß innen-Seins" muß aufrechterhalten bleiben. Mit beiden Füßen außen sein heißt sich nicht engagieren; mit beiden Füßen innen sein heißt seiner Verantwortung nicht bewußt sein. *Wir sind nicht verantwortlich für eines andern Leben oder Tod; jedes Menschen Leben und Tod sind sein eigen. Wir sind aber verantwortlich für unser Beteiligtsein.* Und John Donnes Ausspruch: „Frage daher nie, für wen die Stunde schlägt, sie schlägt immer für dich", kann als ideale Maxime für die Haltung des Analytikers gelten.

Die äußere Lebensgeschichte endigt immer mit dem Tod und kann daher nie das Ganze erzählen. Sie ist zeitgebunden. Für sie gibt es kein Nachher. Die Seele scheint jedoch Vorahnung und Transzendenz zu kennen. Für sie kann der Tod und sogar die Art und der Zeitpunkt seines Eintritts irrelevant sein, wie wenn es für die Seelengeschichte überhaupt keinen Tod geben würde.

Hier setzt nun die Antwort auf die Frage nach der Haltung des nicht-ärztlichen Analytikers gegenüber dem Selbstmordproblem ein. Der analytische Standpunkt unterscheidet sich hier wieder vom medizinischen. Der Mediziner führt seinen unabdingbaren Kampf um die Verhütung des Todes, die Verlängerung des Lebens, die Aufrechterhaltung der Hoffnung. Das Leben des Körpers ist vor allem andern wichtig, und daher muß der Arzt dieses Leben retten, indem er es verlängert. Die äußere Lebensgeschichte muß so lange wie möglich offen gehalten werden. Der medizinische Analytiker kann auf Grund seiner Ausbildung und seiner Tradition nicht anders als dem organischen Tod die erste Stelle einräumen, wodurch automatisch der symbolische Tod und die Todeserfahrung an zweiter Stelle kommen. *Wenn aber der medizinische Analytiker dem Physischen mehr Gewicht beilegt als dem Psychischen, dann unterminiert er seine eigene analytische Position.* Er unterwertet die Seele als die oberste Wirklichkeit der Analyse und stellt sich auf die Seite des Körpers. Mit andern Worten: Solange die medizinische Analyse den Rahmen des medizinischen Denkmodells nicht verläßt, kann sie eine Analyse nicht in ihrer Ganzheit ausschöpfen. Wenn das Leben gefährdet ist, muß sie die Seele verraten. Sie ist dann nicht länger analytische Psychotherapie, sondern Medizin.

Wenn einem Analytiker das physische Leben an oberster Stelle steht, dann tut er viele unpsychologische Dinge. Entweder er verliert seinen individuellen Standpunkt und läßt sich von der kollektiven Angst vor dem Tod mitreißen, die über den Analysanden auf ihn eindrängt. Er nährt so die Angst des andern, unterstützt dessen Verdrängung der Todeserfahrung und verstärkt dadurch die Neurose. Der ehrlich unternommene Versuch, die emporsteigenden Inhalte unvoreingenommen zu prüfen, wird plötzlich blockiert. Oder aber der Analytiker begünstigt den symbolischen Tod vor dem organischen deshalb, weil der erstere „sicherer" ist. Damit bezeugt er, daß er sich zwar bezüglich des Todes in der Psyche einen individuellen Standpunkt erarbeitet hat, bezüglich des körperlichen Todes aber immer noch kollektiv denkt, ihn immer noch als das am meisten zu Befürchtende betrachtet. Diese Haltung zeigt sich darin, daß er im Augenblick, wo das symbolische Vorgehen nicht mehr genügend „Sicherheit" vor dem konkreten Tod bietet, die individuelle Beziehung (persönliche Besprechungen und Beteiligtsein) zerreißt, indem er den Patienten einer kollektiv geführten Heilanstalt übergibt. Damit verläßt er aber die psychologische Position, denn er setzt den Patienten der Gefahr aus, durch eine rein medizinische Behandlung an seiner Seele Schaden zu nehmen oder sie gar zu verlieren. Und Verlust der Seele, nicht Verlust des Lebens sollte der Analytiker am ehesten zu „verhüten" trachten. Im übrigen hat er einen Denkfehler begangen: Er hat die Form eines Erlebnisses mit dem Erlebnis selbst gleichgesetzt. Er hat zwischen innen und außen nicht klar unterschieden.

Wir haben herauszuarbeiten versucht, daß die Seele auf die Todeserfahrung angewiesen ist. Diese Erfahrung kann sich auf verschiedene Art einstellen. Einige der sie begleitenden inneren Bilder und Emotionen wurden im vorhergehenden Kapitel erwähnt. Selbstmord ist nur eine dieser Arten; andere sind: Depressionen, Kollaps, Trance, Isolierung, Intoxikation und Exaltierung, Versagen, Psychose, Dissoziation, Amnesie, Verleugnung, Schmerz und Folter. Diese Zustände können symbolisch oder konkret erlebt werden. Sie können sich in der äußeren oder in der Seelengeschichte ereignen. *Es scheint der Seele nicht so sehr auf die Art des Erlebnisses anzukommen, wenn sie nur überhaupt zu ihrem Erlebnis kommt.* Vielleicht ist für gewisse Menschen der Selbstmord die einzige Art, zu ihrem Todeserlebnis zu gelangen.

Dies ist die Crux des Problems. Müssen wir uns mit medizinischen Mitteln gegen die Todeserfahrung wehren, weil eine Selbstmorddrohung zum tatsächlichen Tod führen kann? Obwohl die Antwort hierauf immer nur individuell sein kann, mag es gut sein, die Fronten klar zu unterscheiden. Vom medizinischen Standpunkt aus sind angesichts einer Leiche Fragen über die Seele und ihr Schicksal unwichtig. Die Arbeit des Analytikers scheint, wie eng er auch mit jener Seele verbunden war, mit dem physischen Tod auf alle Fälle beendet zu sein. Die Behandlung ist vorüber; die Akten sind geschlossen. Mit einer Leiche kann man nicht Psychotherapie treiben. Vom medizinischen Standpunkt aus sind medizinische Maßnahmen bei einer Selbstmorddrohung gerechtfertigt.

Die Antwort auf eine herausfordernde Kritik kann nur radikal sein. Abgesehen von den Überlegungen über die Rolle des Selbstmords in der Todeserfahrung und die mögliche Zugehörigkeit eines Selbstmords zu einem mythologischen Grundmuster haben wir oben festgestellt, daß wir nicht wissen, ob die Seele stirbt. Wir wissen nicht, ob die äußere Lebensgeschichte und die Seelengeschichte im gleichen Augenblick beginnen und zu Ende gehen, noch inwieweit die erstere die letztere bedingt. Auf Grund der Selbstzeugnisse der Seele erscheint das Ende der Lebensgeschichte in der Seelengeschichte in verschiedener Weise widergespiegelt: als irrelevant, als teilweiser Tod (es stirbt nur ein Aspekt oder ein Bild), als dringender Appell (zur Herausstellung des Erlösungsproblems), oder als Wiedergeburt mit seinen begleitenden hochgestimmten Emotionen.

In nicht-westlichen Kulturen, in denen der Psyche mehr Gehör geschenkt wird und wo ihre „Behandlung" ein dauerndes Anliegen des Durchschnittsmenschen ist, werden die Seelen der Toten und ihr Schicksal im Gebet, in der Ahnenverehrung, in den rituellen Bräuchen, durch Seelengefährten, Namensvettern, Nachkommen und Freunde immer mitberücksichtigt. Die Verbindung mit den Toten bleibt aufrechterhalten. Unsere Seelen wirken auf sie ein. Was wir mit unserer Seele tun, beeinflußt die ihrigen. Ihre Seelen sind noch immer in Entwicklung. Wir begegnen ihnen als Geistern, in Träumen und in den Bildern, die wir von ihnen als Lebendige in uns tragen, insbesondere von jenen, mit deren Seelengeschichte wir besonders eng verbunden waren. Wenn wir uns entschieden zur Unsterblichkeit bekennen, anstatt mit unserm Wunschdenken um sie herumzuschleichen, dann folgt daraus, daß mit dem physischen Tod die analytisch-dialektische Auseinandersetzung mit dem lebendigen Bild des Toten nicht aufhört. Wir sind immer noch beteiligt, immer noch verantwortlich. Dieser Gesichtspunkt benötigt keine spiritistischen Phänomene zu seiner Rechtfertigung. Er ist kein Mystizismus, sondern psychologischer Realismus. Er stellt den induktiv gewonnenen Schluß aus der Empirie der seelischen Bilder- und Glaubenswelt dar, die in den Praktiken und Haltungen von Völkern der meisten Kulturen in Erscheinung tritt. Er liegt auch den Gebeten für die Toten in unserer eigenen Gesellschaft zugrunde, die darauf hinweisen, daß unsere Beziehung zu ihnen nicht vorbei und daß es bedeutsam ist, wie wir mit ihnen umgehen. Daraus folgt aber, daß die Therapie nie zu Ende, die Analyse praktisch unbeendbar ist. In diesem Sinn schließt das Totsein die Psychotherapie nicht aus; oder besser gesagt, die Analyse ist ohnehin nicht eine dialektische Auseinandersetzung mit dem Körper als solchem, sei er lebendig oder tot. Dem Argument, daß die psychologische Beziehung Körperwesen braucht, wenn auch nur um reden zu können, kann ebenfalls entgegengetreten werden. Der Tote existiert weiter als psychologische Realität, mit der man in Verbindung steht wie mit toten Heiligen oder Meistern oder mit geliebten Toten. Es ist ein bequemer Rationalismus und ein Psychologismus zu behaupten, diese psychischen Realitäten seien nur innere Bilder oder Objektivierungen der eigenen Subjektivität. Wenn psychische Realität Realität ist, dann müssen wir ihrer Logik unerbittlich folgen. Wir können nicht beides haben: einmal an sie glauben als an eine Form der objektiven Realität und ein andermal sie auf subjektive Figuren und irgendwelche Hirnfunktionen reduzieren. Die physische Realität verändert die psychische in drastischer Weise und vice versa. Aber die beiden fallen nicht zusammen oder dann höchstens bei Menschen, die zwischen ihrer Seele und ihrem Körper nicht unterscheiden können. Wenn eine Seelengeschichte beginnt, sich aus ihrer Vermengung mit dem Körperleben zu lösen – wofür u. a. die Todeserfahrung ein Anzeichen ist –, dann beginnt sich auch die selbständige Realität der Seele und ihr Transzendieren über das Körperliche hinaus zu verwirklichen. Dann ist das Am-Leben-Bleiben des Körpers nicht mehr die Bedingung sine qua non für die Aufrechterhaltung einer psychologischen Beziehung.

Der Analytiker kann jedoch beim Vorliegen einer Selbstmorddrohung mit dem medizinischen Standpunkt unter einer Bedingung einiggehen: daß die medizinischen Maßnahmen nicht gegen die Seele gerichtet sind – *Primum* ANIMAE *nihil nocere.* Die Behandlung muß sich auf die Seele ausrichten, ihre Emotionen und Bilderwelt respektieren und ihre Ansprüche ernstnehmen. Das heißt, daß die medizinischen Maßnahmen nicht einfach Notmaßnahmen sein dürfen, um das Leben zu verlängern, damit später die Psychotherapie neu beginnen kann. Nein, sie müssen vielmehr von Anfang an um der Seele willen getroffen und als Hilfeleistung für die Psychotherapie angesehen werden. Mit andern Worten: Medizinische Assistenz wird begrüßt, Medizin als Ersatz abgelehnt. Der analytische Standpunkt geht vor. Wo ein Analytiker *aus Verhütungsgründen im Sinne der Medizin* nach medizinischer Intervention (Medikamenten oder Internierung) verlangt, da ist er seiner Berufung untreu geworden. Medizinische Assistenz heißt praktisch, daß ein Analytiker das Vertrauen eines Arztes genießt, eines Arztes, der die Autorität des Analytikers – basierend auf dessen einzigartiger Position des „In-der-Situation-Stehens" – anerkennt. In diesem Augenblick ist der Arzt in gewissem Sinn „Laie".

So wie der Analytiker nicht auf den Standpunkt der medizinischen Verhütung zurückfallen soll, so soll er auch nicht versuchen, sich auf dem Weg der „Symbolisierung" einen Ausweg zu erschleichen. Wenn nämlich das symbolische Vorgehen in defensiver Weise, d. h. im Hinblick auf Selbstmordverhütung erfolgt, dann kann das ein Betrug am Analysanden sein, dem ein Ersatz geboten wird, der seinem inneren Bedürfnis nach der Todeserfahrung nicht gerecht wird. In einem solchen Fall wird die Symbolisierung wirkungslos bleiben; das Problem wird entweder wieder auftauchen oder – es nie wieder können.

Die Erfahrung ist notwendig und kann nicht umgangen werden, weder auf medizinischem noch auf symbolischem Weg. Die dicken Mauern, die um den Tod herum aufgerichtet wurden, sind ein Beweis für seine Macht und für unser Bedürfnis danach. Der Zug zur innersten Wahrheit des Lebens ist ebenso stark wie das Bedürfnis nach Anbetung und Liebe, so stark wie Hunger, Sexualität, Selbsterhaltung und Angst. Daß diese Wahrheit auch Gott genannt wird, zeigt, daß der Todesimpuls auch die Sehnsucht nach einer Begegnung mit Gott bedeuten kann, von der gewisse Theologen behaupten, daß sie nur im Tod möglich sei. Der Selbstmord, in der Theologie tabu, verlangt, daß Gott sich offenbare. Und der Gott, nach dem der Selbstmord verlangt, ist, ebenso wie der Dämon, der hinter der Tat zu stehen scheint, der *Deus absconditus,* der nicht erkannt, wohl aber erfahren werden kann, der verhüllt und dennoch in der Dunkelheit des Selbstmords realer und gegenwärtiger ist als der offenbarte Gott und alle Seine Zeugnisse. Der Selbstmord eröffnet die Möglichkeit des Eintauchens in und die Erneuerung durch die dunkle Seite Gottes. Vielleicht kann man sagen, daß er die letzte oder schlimmste Wahrheit Gottes herausfordert, Seine eigene verborgene Negativität.

Aber alles Wissen und alle Argumente nützen dem Analytiker in der Diskussion mit dem andern Menschen nichts. Der Analytiker mag zwar selbst überzeugt davon sein, daß die Selbstmordideen Annäherungen an die Todeserfahrung sind und daß der Patient in tragischer Weise das Symbolische und das Konkrete vermengt, er wird aber kaum in der Lage sein, das dem ihm Gegenübersitzenden deutlich zu machen. Solche Argumente, vor allem wenn sie intellektuelle Ersatzleistungen sind, erreichen den Ort der inneren Erfahrungen nicht. Sie werden von dem dynamischen Wirbel der suizidalen Emotion hinweggefegt und fallen, leergeworden, dem Analytiker vor die Füße. Auch Religion und Philosophie bringen keinen Trost. Wie Ringel ausführt, ist der Griff des Selbstmordimpulses nach der Seele derart stark, daß alle Vorstellungen, die man in das System einzuführen versucht, sich in genau so viel Energie zugunsten des Selbstmords verwandeln. Wir haben keinen „logischen Trugschluß" vor uns, sondern einen Menschen unter der Macht eines Symbols. Die Seele besteht blind und leidenschaftlich auf ihrem Ziel. Sie will nicht davon abgebracht werden; sie will ihren Tod – wirklich, tatsächlich, jetzt.

Sie muß ihren Tod haben, wenn sie wiedergeboren werden will. Wenn der Tod auf irgendeine Weise seiner überwältigenden Realität beraubt wird, dann wird der Keim der Wandlung schlecht empfangen und die Wiedergeburt abortiv.

Der Analytiker darf dieses Verlangen nach Tod nicht zurückweisen. Er muß den Weg mitgehen. Es ist seine Aufgabe, der Seele auf ihrem Gang zur Seite zu stehen. Er darf es nicht wagen, dem Drang im Namen der Verhütung Widerstand entgegenzusetzen, denn *Widerstand macht den Drang nur zwanghafter und erhöht die Faszination des konkreten Todes.* Er kann auch nicht jede Selbstmordidee als den Wunsch nach Abreagieren verdammen, denn auch damit würde er eine Verhütungsbarriere aufrichten, bevor er wirklich sicher ist, ob die Tat für die Todeserfahrung notwendig ist oder nicht. Er darf nicht der einen oder andern Art dieses Erlebnisses den Vorzug geben. Aber wenn er den Patienten offenen Sinnes begleitet und so gleichsam die Brücke darstellt, über welche dieser in den Tod eintreten kann, dann ist es möglich, *daß die Erfahrung sich einstellt, bevor und ohne daß der tatsächliche Tod erfolgt.* Dies ist kein symbolischer Ersatz; vielmehr erhellt sich in diesem Augenblick spontan der Sinn des symbolischen Prozesses. Wenn er sich vollendet, kündet er das Nahen des zwiefachgeborenen Menschen. Der symbolische Prozeß läßt eine neue Art der Realität ins Licht treten. Der von Selbstmordideen besessene Mensch ist nicht in der Lage, den Tod psychologisch zu erleben. Er kann die *Wirklichkeit der Psyche* nicht unabhängig von ihren Projektionen erfahren, und deshalb erhalten die konkrete Realität und der physische Tod derart zwanghaften Charakter. Wenn aber einmal der Drang nach dem physischen Tod überwunden ist – da er in der Seele erfahren werden konnte –, dann erhält die psychische Realität eine numinose und unzerstörbare Qualität. Diese Qualität wurde in der östlichen Überlieferung der „Diamantkörper" genannt, der von festerem Bestand ist als das Leben selbst.

Wenn der Analytiker den Patienten in seinem Verlangen nach Selbstmord begleitet, dann konstelliert er in der Seele die Möglichkeit, ihre Forderungen in psychologischer Form vorzubringen. Er räumt ihr alle Rechte ein und lehnt keine ihrer Absichten von vornherein ab. Diesbezüglich hat er vom Schamanen gelernt, welcher der Todeserfahrung den obersten Platz anweist. Er entledigt sich so weit wie irgend möglich von jedem Vorurteil dieser Erfahrung gegenüber, welche Form sie auch immer annehmen möge. Wie der Schamane hat er den Tod schon selbst erlebt. Wie der Schamane begrüßt er das Auftreten des Verlangens als Anzeichen eines Wandlungsvorgangs, und er hält sich bereit, dem andern auf seinem Weg durch die Erfahrung hindurch zu helfen. Er hält sich nicht speziell beim physischen Tod auf, sondern *konzentriert das Geschehen auf die innere Erfahrung.* Die Bestätigung des Todes im psychischen Sinn macht es möglich, daß dieser sich von seiner organischen Fixierung befreit.

Diese Erfahrung kann, wie wir gesehen haben, viele Formen annehmen wie Wut, Selbsthaß und Quälerei, aber sie ist vor allem Verzweiflung. Je bewußter der Selbstmordimpuls ist, um so mehr wird er das ganze psychische Leben mit Verzweiflung erfüllen. Und je bewußter diese Verzweiflung aufrechterhalten werden kann, um so weniger wird der Selbstmord „einfach geschehen“. Nichts hoffen, nichts erwarten, nichts verlangen – das ist die analytische Verzweiflung. Keine falschen Hoffnungen unterstützen, nicht einmal die Hoffnung auf Erleichterung, die die Menschen in erster Linie in die Analyse führt. Nichts ist mehr da als Leere der Seele und des Willens. Diese Situation beginnt sich von der Stunde an abzuzeichnen, in welcher der Patient zum ersten Mal das Gefühl hat, es bestehe keine Hoffnung auf Besserung, nicht einmal die Hoffnung auf eine irgendwie geartete Veränderung. Wenn die Analyse zu diesem Punkt gelangt und die Verzweiflung konstelliert, setzt sie den Selbstmordimpuls frei. Von diesem Augenblick der Wahrheit hängt die ganze Arbeit ab, denn hier geht es um das Absterben vom falschen Leben und den falschen Hoffnungen, aus denen das Leiden entstanden ist. Und so wie er der Augenblick der Wahrheit ist, ist er auch der Augenblick der Verzweiflung, denn die Hoffnung ist tot.

Wenn der Analytiker von seiner medizinischen Reaktion, durch Behandlung Hoffnung zu offerieren, absehen kann, dann kann er mit dem Patienten in die Verzweiflung eintreten. Durch das Aufgeben seiner eigenen Hoffnung wird er eins mit dem Patienten, im Bewußtsein, daß man „nichts machen kann“. *So offeriert er nichts als das Erlebnis selbst.* Wir dürfen diese Verzweiflung nicht dadurch überspringen, daß wir versuchen, geschwundene Hoffnungen wieder zu beleben, Anregungen und Ratschläge zu verabreichen, oder daß wir Medikamente verschreiben. Wenn die Verzweiflung durch und durch geht und die klinischen Zeichen der Depression aufweist, dann können Selbstmord-Ideen zum hauptsächlichsten Thema der Stunde werden. Und doch ist diese Situation nicht prekärer, als wenn die gleichen Inhalte nur in der Tiefe lauern und der Analysand sich in einem Meer von Konfusionen an Chimären zu klammern versucht.

Bei sich selbst wird der Analytiker vielleicht die Überlegung anstellen, daß keinerlei Hilfe anbieten die beste Therapie ist, weil sie der Psyche eine Chance gibt, ihrer inneren Bewegung Ausdruck zu verleihen. Wenn er sich von dieser Überlegung leiten läßt, bietet er aber nicht gar nichts an – er „behandelt“ wieder. Er hat den Patienten in seiner Verzweiflung allein gelassen und ihn durch die Vorspiegelung eines Ersatzes verraten. Nur ist hier der Ersatz raffinierter: Er bietet eine Schein-Verzweiflung an, die in Wirklichkeit Hoffnung auf Verhütung ist.

An diesem Punkt muß sich der Analytiker klar darüber werden, daß und weshalb ihm trotz allem daran liegt, daß der andere Mensch am Leben bleibt. Wenn sein Patient für ihn nur eine Belastung darstellt, eine Verpflichtung, die er bei „Übernahme des Falls“ auf sich genommen hat, dann wird er den Patienten unbewußt töten, denn irgendwo haben wir alle den Wunsch, von unsern Belastungen befreit zu werden. Das Gefühl, eine Belastung für andere zu sein, ist bei potentiellen Selbstmördern ohnehin häufig so stark, daß die Tat nicht selten wirklich aus altruistischen Motiven erfolgt, das heißt, um andern ihre Last zu erleichtern. Wenn es um das Letzte geht, sind Prinzipien wie „therapeutische Verpflichtung“ und „Verantwortung gegenüber dem Leben“ nicht genug. Der Analytiker wird mit seinem persönlichen Eros konfrontiert und zur gefühlsmäßigen Auseinandersetzung mit der Frage gedrängt, weshalb ihm das Leben dieses individuellen Menschen persönlich wichtig ist. Wie echt und tief ist mein Wunsch, daß er lebe? Offenbar bin ich auf seine lebendige Präsenz angewiesen. Was bedeutet die Einzigartigkeit unserer Beziehung für ihn und für mich? In welcher Weise habe ich teil an diesem Menschen wie an niemandem sonst? Ohne dieses persönliche Beteiligtsein könnte jeder Patient ebenso gut ein anderer sein. Alles Reden über individuelle Beziehung wäre leeres Geschwätz. Aber das Beteiligtsein des Analytikers darf nicht zu einer Fessel für den Analysanden werden. Vielleicht ist es nirgendwo sonst so notwendig und so schwer, einen Fuß innen und einen Fuß außen zu behalten.

Dieser persönliche Eros ist das einzige Gefäß, das die während der Krise konstellierten destruktiven Mächte, den Drang zu verletzen und zu töten, einzufangen in der Lage ist. Das enge Band zwischen Analytiker und Analysand sammelt die suizidalen

Affekte wie in einem Brennpunkt. Wut, Haß und Verzweiflung scheinen gegen den Analytiker persönlich gerichtet zu sein. Man hat versucht, dieses ganze Drama als Übertragungsausbrüche gestauter Kindheitsaffekte zu interpretieren. Sicher enthalten die meisten unserer Äußerungen und Handlungen, besonders während einer Krise, Kindheitselemente in sich; aber der Angriff auf den Analytiker wird doch besser von dem geheimen Bündnis her verstanden und von der Ambivalenz, die der symbolischen Natur jeder engen persönlichen Beziehung anhaftet. Das Hauptziel dieser zerstörerischen Affekte besteht darin, das Gefäß der Beziehung selbst in Verzweiflung aufzulösen. Daher muß der Eros des Analytikers Raum bieten für die Verzweiflung. Sein Eros wird dann nicht als Methode eingesetzt werden, nicht als „lebe, weil ich dich liebe", um den Patienten aus seiner Verzweiflung herauszuzwingen.

Wenn der Analytiker der hoffnungslosen Situation, so wie sie ist, treu bleibt, dann konstelliert er eine Art stoischen Mutes in sich selbst und im Analysanden. Ein solches waches Standhalten vermindert die Gefahr einer panischen Tat. Beide halten still und blicken gemeinsam auf Leben und Tod – oder auf Leben *oder* Tod. Die „Behandlung" hört auf, denn beide haben Hoffnung, Erwartung und Forderungen aufgegeben. Sie haben die Welt und ihre äußerlichen Gesichtspunkte verlassen und betrachten als einzige Realität die von der Seele erzeugten Bilder, Emotionen und Bedeutungsinhalte. Der Tod ist bereits eingetreten, weil die Lebensgier vorüber ist. In der äußeren Lebensgeschichte geschieht in einem solchen Zeitpunkt „nichts Neues", aber die Seele geht durch tiefe Erfahrungen weltlosen Charakters.

Zu dieser Art des Wache-Haltens gehört auch die *sorgfältige Beobachtung der absurden und trivialen Dinge des täglichen Lebens.* Die Todeserfahrung ist nicht nur groß, tief und weltlos: Sie löst auch die täglichen Dinge in Un-Sinn auf. Alles mögliche kann geschehen, Wunder und Irrtümer in einem. Aber dieses sorgfältige Beobachten der Einzelheiten soll nicht in der therapeutischen Absicht erfolgen, „die Fortsetzung des Lebens zu fördern", oder „das Ich zu stärken". Das Auftauchen des Absurden scheint eine spontane

Begleiterscheinung der Todeserfahrung zu sein und kann völlig neue und überraschende Bedeutungen alter Gewohnheiten enthüllen. Der gewandelte Mensch hat ein tiefes Wissen um Paradoxie und Synchronizität, in denen Sinn und Unsinn zusammenfallen.

Ab und zu hören wir einen Menschen sagen, daß er nur wegen der Kinder, der Eltern oder anderer Personen am Leben bleibe. Dies mag den Analytiker veranlassen, dem Patienten die Wirkung seines Todes auf andere vor Augen zu führen. Auch dies bedeutet aber ein Umgehen des Risikos in seiner nackten Intensität. Durch den Selbstmord wird die Gesellschaft, die menschliche Verantwortung und sogar die Gemeinschaft der Seelen *in extremis* versetzt. Daher wird er auch, wie wir gesehen haben, von den offiziellen Gesichtspunkten aus mit gutem Grund verurteilt. *Der Selbstmord ist das Paradigma unserer Unabhängigkeit von irgend jemand anderm.* Das muß während der Selbstmordkrise auch so sein, denn in diesem Moment steht jeder „andere" für den *Status quo,* für das Leben und die Welt, die doch gerade absolut verneint werden. Diese Dinge zählen nicht mehr wirklich. An sie erinnert zu werden, verstärkt nur den Impuls. Daher kann der Analytiker wohl die Selbstmordgeste als einen „Ruf nach Hilfe" auffassen – aber nicht im Sinne der Lebenshilfe. Sie ist eher ein Ruf nach Hilfe beim Sterben, um die Todeserfahrung mit offenen Augen durchzustehen. Der Analytiker wirkt als Brücke zum Leben nur dann, wenn er sich nicht darauf versteift, dies zu sein. Es geht ihm nicht ums Leben und nicht um den Tod, sondern um die innere Erfahrung dieser Gegensätze.

Als Paradigma der Unabhängigkeit hat der Selbstmord auch egoistischen Charakter. Die Welt schrumpft auf die engen Maße des „Ich" zusammen: *meine* Tat, *mein* Tod. Verzicht ist nur verkleidetes Machtstreben. Ob die Tat in verstohlener Heimlichkeit oder in aller Öffentlichkeit erfolgt – der Selbstmörder ist von egoistischer Besessenheit seiner eigenen Bedeutung erfüllt. Und die Welt der andern – z. B. auf der Notfallstation, auf die die Täter, deren Versuche fehlgeschlagen sind, zuerst gebracht werden – blickt mit Verachtung auf diesen Egoismus herab. Der Analytiker jedoch vermag in ihm den Keim des Selbstseins zu erkennen. Ein Samenkorn muß in sich selbst beschlossen sein, um sein Wesen zum Wachstum zu bringen; es muß ausschließlich „ich" sein. Im negativen Egoismus ist ein positiver Kern der Individualität enthalten.

Der Analytiker führt den analytischen Prozeß weiter, indem er die inneren Erfahrungen in der Reihenfolge ihres Auftretens ins Licht des Bewußtseins rückt. Durch Bestätigung und Amplifikation werden sie im Analysanden zur inneren Wirklichkeit. Die Todeserfahrung ist nicht einfach überstanden. Sie ist als vollzogene innere Leistung in die Psyche eingebaut worden.

Indem er nichts zu verhindern sucht, vermittelt der Analytiker dem Patienten die Möglichkeit der Todeserfahrung. *Diese Möglichkeit bietet sich nirgendwo sonst.* Der Analytiker kann jetzt wirklich in die Rolle des Psychopompos, des Seelenführers, eintreten, weil er das Band des Vertrauens in dem Augenblick, in dem es am meisten auf die Probe gestellt worden ist, nicht zerrissen hat. Er hat dem geheimen Bündnis die Treue gehalten. Der Analysand weiß, daß er sich auf den Analytiker verlassen kann, denn er hat erfahren, daß das Einverständnis zwischen ihnen nicht einmal durch den Tod zerstört werden kann. Gerade weil er nichts verhütet, trägt der Analytiker am meisten dazu bei, den konkreten Tod zu verhüten. Da er vollständig in die Situation des andern eingetreten ist, ist dieser nicht länger isoliert. Auch er ist dann nicht mehr in der Lage, das geheime Bündnis leichtherzig zu sprengen und einen Schritt allein zu tun.

Analytische Verzweiflung heißt nichts anderes als der Wirklichkeit gemeinsam ins Auge sehen, und das *a priori* aller menschlichen Wirklichkeit ist der Tod. Der Analysand wird ermutigt, seinem überwältigenden Drang nach Kontakt mit dem Transzendenten und Absoluten Folge zu leisten.

Die Wandlung setzt an dem Punkt ein, wo keine Hoffnung mehr ist. Die Verzweiflung gebiert den Schrei nach Erlösung, die zu erhoffen zu optimistisch, zu vertrauensvoll wäre. Es war keine hoffnungsvolle Stimme, mit der Jesus ausrief: „Eli, Eli, lama sabachthani!" Der Schrei am Kreuz ist der Archetyp jedes Rufes nach Hilfe. In ihm macht sich die Angst vor dem Verrat, dem Geopfertwerden und der Einsamkeit Luft. Nichts bleibt, nicht einmal Gott. Meine einzige Gewißheit ist mein Leiden, von dem ich bitte, durch den Tod erlöst zu werden. Ein animalisches Gewahrwerden des Leidens und eine völlige Identifizierung mit ihm ist die demütigende Voraussetzung der Wandlung. Die Verzweiflung öffnet der Todeserfahrung die Tür und ist zu gleicher Zeit die Voraussetzung für die Auferstehung. Das Leben, wie es vorher war, der *Status quo ante,* stirbt bei der Geburt der Verzweiflung. Es gibt nur den Augenblick, so wie er ist – als Keim von was immer auch kommen mag –, wenn man warten kann. Wartenkönnen ist alles, und das Warten geschieht gemeinsam.

Dieses Festhalten an der Erfahrung, die Treue zur Seele und die vorurteilsfreie wissenschaftliche Objektivität gegenüber den von ihr produzierten Phänomenen, sowie das Bejahen der analytischen Beziehung sind die Bedingungen dafür, daß sich die von der Seele erstrebte Wandlung vollziehen kann. Vielleicht kommt sie erst im letzten Augenblick. Vielleicht kommt sie überhaupt nicht. Aber es gibt keinen andern Weg.

Wenn sie nicht kommt, steht der Analytiker allein in der Beurteilung der Frage, ob der Selbstmord von innen her notwendig war oder nicht. Notwendig heißt unvermeidbar, wie Unfall oder Krankheit. Platos berühmtes Kriterium für die Beurteilung eines Selbstmords steht in Phaidon 62, wo er Sokrates sagen läßt: „Du magst darüber staunen, daß ein Mensch sich nicht früher töten dürfe, bevor nicht der Gott eine Not geschickt hätte, eine Not gleich dieser, die mich jetzt zwingt."[1] Bisher ist diese „zwingende Not" immer als äußeres Ereignis verstanden worden, als etwas Furchtbares wie Niederlage, Unfall, Krankheit, Katastrophe. Könnte sie sich jedoch nicht auch in der Seele direkt manifestieren, unabhängig von einem äußeren Anlaß? Wenn der Analytiker die Todeserfahrung sich bis *zum äußersten* hat entfalten lassen und die Seele trotzdem

1 In der Übersetzung von R. Kaßner.

auf dem organischen Tod besteht, kann dann nicht auch das als zwingende Notwendigkeit angesehen werden, als ein Ruf von Gott?

Diesen Punkt zu überschreiten und danach zu fragen, ob und weshalb gewisse Menschen auf diese Art in den Tod gehen müssen, ob und weshalb Gott zum Selbstmord aufrufen kann, würde heißen, nach dem Wesen Gottes zu fragen und nach dem, was Er mit den Menschen vorhat. Dies würde uns jedoch auf das Gebiet der Metaphysik und der Theologie führen, das heißt über die Grenzen der Psychologie und dieses Buches hinaus.

Zweiter Teil

Analyse als Herausforderung

„Ich kann es kaum verschleiern, daß wir Psychotherapeuten eigentlich Philosophen oder philosophische Ärzte sein sollten oder vielmehr, daß wir es schon sind …"

C.G. Jung, „Psychotherapie und Weltanschauung" 1942

„Die Methode erhält in der Psychologie eine weitaus größere Bedeutung als in andern Disziplinen, denn sie dient ebensosehr dem Werden als der Entdeckung … Psychologische Verifizierung verlangt somit, daß jeder Schritt vorwärts, jede überprüfte und bestätigte Hypothese zugleich auch die Wertansprüche der Seele befriedigt und dadurch zu deren Verwirklichung beiträgt. Somit wirkt das, was ein Psychologe über die Seele erfährt, auf ihn selbst in einer Weise ein, wie eine naturwissenschaftliche Erkenntnis niemals auf einen Naturwissenschaftler einwirken kann. Für den Naturwissenschaftler ist es immer möglich, ja es ist sogar unumgänglich notwendig für ihn, seine Persönlichkeit von dem erworbenen Wissen und dem Gegenstand seiner Forschung abzutrennen: die Anwendung seiner Methode ist unabhängig von ihrer Wirkung auf ihn, und seine Untersuchungen schreiten eher trotz als wegen seiner Persönlichkeit fort. Ganz anders beim Psychologen, der, im Maße wie er seine Welt erforscht, an ihrem wie an seinem eigenen Werden schöpferisch mitwirkt."

Evangelos Christou, „The Logos of the Soul" 1963

„I am not a mechanism, an assembly of various sections.
And it is not because the mechanism is working wrongly, that I am ill.
I am ill because of wounds to the soul, to the deep emotional self
and the wounds to the soul take a long, long time, only time can help
and patience, and a certain difficult repentance
long, difficult repentance, realisation of life's mistake, and the freeing oneself
from the endless repetition of the mistake
which mankind at large has chosen to sanctify."

D. H. Lawrence, „Healing"

„Ich bin kein Mechanismus, nicht eine Ansammlung verschiedener Teile,
Und nicht, weil der Mechanismus gestört ist, bin ich krank.
Ich bin krank an Wunden, die der Seele zugefügt worden sind,
dem tiefen Grund des Erlebens,
Und die Wunden der Seele dauern lange, lange, nur die Zeit kann helfen
Und Geduld, und mühsame Reue,
Lange, mühsame Reue, Einsicht in die Irrung des Lebens und Befreiung
Von der endlosen Wiederholung der Irrung,
Die von der Menschheit als ihr rechter Weg erwählt worden ist."

6. Medizin, Analyse und die Seele

Unsere Betrachtung des Selbstmordproblems hat deutlich gemacht, wie der Analytiker zu seiner Arbeit steht. Am Beispiel des schwierigsten aller analytischen Probleme ist der herausfordernde Charakter der Analyse aufs intensivste erhellt worden. Diese Herausforderung und die Antwort, die der Analytiker auf Grund seiner persönlichen Erfahrung darauf zu geben hat, führen notwendigerweise zur Entwicklung einer *Lehre von Sinn und Wesen der Analyse.* Damit ist gesagt, daß für die Psychotherapie der Zeitpunkt gekommen ist, in dem die archetypische Wurzel ihrer Disziplin herausgearbeitet werden muß. Ist dieses Ziel erreicht, dann wird der Ausdruck „Laienanalyse" verschwinden, denn dann wird der Analytiker nicht mehr nach Gesichtspunkten beurteilt werden, die seiner Arbeit wesensfremd sind, und er wird sich selbst nicht mehr nach solchen Gesichtspunkten beurteilen. Er wird nicht mehr Laienpriester, Laienarzt, Laienpsychologe sein. Er steht auf seinem eigenen Grund und Boden, der nach allen Richtungen ausgemessen und aufgezeichnet ist.

Es sind schon eine Reihe von Versuchen gemacht worden, um das Gebiet der Analyse abzustecken. Die daseins-analytisch orientierte Psychiatrie versucht, die Psychotherapie in eine neue Form zu gießen. Untersuchungen über Beziehung, Semantik, therapeutische Dialektik, Übertragung und Gegenübertragung sowie über die wechselseitigen Befruchtungen von Religion und Psychotherapie gehen darauf aus, letztere neu zu umschreiben und sie von benachbarten Gebieten zu unterscheiden.

Eine authentische, ihrem Gegenstand wirklich adäquate Lehre vom Wesen der Psychotherapie hat eine *Wissenschaft von der Seele* zur Voraussetzung. Eine solche Wissenschaft muß die Natur des *Psychischen an sich* feststellen und es abgrenzen gegenüber geistigen Inhalten, Verhaltensweisen, Einstellungen etc. Sie muß das Problem der Methode und der Überprüfbarkeit von Hypothesen diskutieren. Sie muß Kriterien für die Erkenntnis psychischer Realität ausarbeiten und ausdrücklich formulieren, was mit psychologischer Wahrheit und psychologischer Tatsache gemeint ist. Sie muß auch analytische Grunderfahrungen wie: Einsicht, Bedeutung, Regression, Übertragung, Neurose und – „Erfahrung" selbst – klären und umschreiben können. Dies führt zu einer Lehre vom Wesen des „Innen", das man sich fälschlicherweise immer noch als innerhalb des Körpers oder des Kopfes befindlich vorstellt, weil die Sprache und die Vorstellungen, mit denen man an diese Dinge herangeht, von artfremden Wissenschaftsgebieten übernommen sind.

Dies ist ein großes Programm und überschreitet bei weitem den Rahmen dieses Buches. Es erfordert ein grundsätzliches Umdenken; ein Denken, das die Voraussetzungen der Naturwissenschaft, der Theologie, der akademischen Psychologie, der Medizin, kurz jedes Gebietes außerhalb des eigenen, bewußt auf die Seite stellt. Man könnte dabei so anfangen, daß man alles, was *psychisch an sich* ist, zu unterscheiden sucht von den verschiedenen Gebieten, in denen es auftritt. Da das Seelische aber in allen menschlichen Gebieten in irgendeiner Art zum Ausdruck kommt, kann das Herausschälen des Seelischen und die Darlegung seiner Struktur, seiner Inhalte und Funktionen erst geschehen, nachdem die Denkinstrumente und Voraussetzungen der andern Gebiete erkannt und ausdrücklich zurückgewiesen worden sind. Unsere Untersuchung des Selbstmordproblems hat gezeigt, wie notwendig diese Zurückweisung ist. Alle andern Wissenschaftsgebiete beurteilen die seelischen Probleme von nicht-seelischen Gesichtspunkten aus. Einzig die Analyse setzt beim individuellen Menschen ein. Ihre Richtlinien müssen daher in erster Linie als Werkzeuge beim Bau einer wissenschaftlichen Seelenlehre verwendet werden. Mögen ihre bisherigen

Erkenntnisse und Schlußfolgerungen auch noch so fragmentarisch und paradox sein – da sie das richtige Instrument in der Hand hat, muß ihren Überlegungen mehr Gewicht beigemessen werden als denen, die aus andern Wissenschaftsgebieten stammen.

So wäre es zum Beispiel falsch, analytische Erfahrung mit Existenz gleichzusetzen und von der Existenzphilosophie eine fremde Sprache und ein fremdes System von Maß und Gewicht zu entlehnen. Die Lehre vom Wesen der Analyse muß, so viel Ähnlichkeit sie mit der Philosophie aufweisen mag, *analytische Psychologie* sein. Sie ist psychologische Analyse, Analyse der Seele, und kein phänomenologisches oder daseinsanalytisches Philosophieren. Analytische Psychologie ist vor allem eine Wissenschaft von den unbewußten Prozessen. Diese Prozesse können mit Bächen oder Flüssen verglichen werden, die sich zu dem großen Strömungssystem des Individuationsprozesses vereinigen, das jedes Menschenwesen durchzieht und das Individuum auf seiner Reise zum großen Meer Schritt um Schritt seine eigene Gestalt suchen und finden läßt. Die einzelnen unbewußten Abläufe können auch als Mythologeme verstanden werden oder als mythische Fragmente, die im täglichen Verhalten und in Träumen zutage treten und in ihrer Gesamtheit den zentralen Mythus zum Ausdruck bringen, der hinter der individuellen Ausprägung jedes einzelnen Menschen steht. Die Analyse strebt danach, den Fluß der symbolischen Fragmente zu beleben und sie in ihrem Streben nach Vereinigung im zentralen Mythus zu unterstützen. Beim Studium dieser Prozesse finden wir in ihnen System, Gesetz, Ordnung und Zusammenhang. Es geht nicht einfach um das reine Annehmen von allem Seienden, wie es die Daseinsanalyse tut. Das „Dasein" eines Individuums weist weder ein Grundmuster auf, noch hat es ein Ziel; alles ist gleicherweise gültig, denn die Kriterien für eine authentische Existenz können nicht aus der Bewußtseinslage des einzelnen gewonnen werden. In der Daseinsanalyse wird die Subjektivität nicht durch die objektive Psyche ausbalanciert. Sie führt zu einer Verherrlichung des Individuums in seiner existenziellen Einsamkeit und zum Außerachtlassen jener grundlegenden unbewußten Vorgänge, die sowohl dem Menschengeschlecht als ganzem zugehören, wie auch die Voraussetzung der Individuation jedes Einzelmenschen sind.

Der Ausbau der Wissenschaft von den unbewußten Prozessen erfordert ein großes Maß an Kenntnissen, die man beschreiben und praktisch anwenden können muß. Die streng wissenschaftliche Methode darf nicht verlassen und muß auf dem Boden empirischer Tatsachen erarbeitet werden. Dies ist ein anderer Weg als derjenige der Existenzphilosophie, die wenig Gewicht auf empirische Fakten, wissenschaftliche Forschung, das Unbewußte, die Beschreibung psychologischer Prozesse und sogar auf die Psychologie selbst legt, die für sie zu einer – nicht einmal sehr zweckmäßigen – Dienerin der Philosophie geworden ist.

Den wichtigsten Beitrag zur Erhellung der psychischen Realität hat C.G. Jung geleistet, der die bestimmenden dynamischen Grundmuster der Seele entdeckt hat. Er nannte sie Archetypen, Organe der Seele. Als er die Forderung aufstellte, das Psychische müsse als ein Gebiet der objektiven Realität betrachtet werden, das seine eigenen Gesetze hat und mit einer ihm adäquaten Methode erforscht werden muß, wurde er von den orthodoxen Vertretern der Medizin, der Theologie und der akademischen Psychologie angegriffen und bekämpft. Diese Disziplinen beanspruchen die Seele für sich selbst. Die Psychotherapie hat ihren Weg innerhalb der Medizin begonnen, und die Theologie betrachtet die menschliche Seele ohnehin als eine ihrer wichtigsten Provinzen. Als Jung psychische Inhalte, die sie bereits benannt und aufgezeichnet hatten, neu beschrieb, schien er ihnen den Boden unter den Füßen wegzuziehen. Der Analytiker war ein Eindringling und nichts anderes als ein Laie.

Jung hatte den Mut, sein neuentdecktes Land zu verteidigen. Er setzte sich für die Seele als oberste menschliche Wirklichkeit ein. Er entlehnte sein Vorstellungsbild nicht der Biologie oder der Soziologie, die das Schwergewicht auf die Art oder Gruppe legen, sondern bekannte sich, indem er die in jedem Menschen angelegte Tendenz zur Ganzwerdung und individuellen Persönlichkeitsentwicklung herausstellte, voll und ganz zum Individuum. Er war unvoreingenommen offen für alles, was seine Patienten ihm vorlegten, und glaubte an den Bedeutungsgehalt jeder seelischen Aussage. Wenn man aber den Mut hat, für seine innere Erfahrung einzustehen, dann baut man damit am Sein der Seele und leistet einen Beitrag zu ihrer Erkenntnis. Dieser Weg ist der einzige, auf dem eine Seelenlehre entwickelt werden kann. *Voraussetzung dafür ist, daß jeder Mensch, dem die Analyse etwas bedeutet, bewußt zu seiner inneren Erfahrung steht* – zu den Symptomen, Leiden, neurotischen Erscheinungen ebenso wie zu den oft nicht sichtbaren positiven Ergebnissen – angesichts einer Welt, die für diese Dinge nichts übrig hat. Die Seele kann nur dann wieder zu einer objektiven Wirklichkeit werden, wenn jeder von uns den Mut hat, sie als die grundlegende Wirklichkeit unseres persönlichen Lebens anzuerkennen, aktiv für sie einzustehen und nicht nur an sie zu „glauben".

Um die archetypischen Grundlagen der Psychologie herauszuarbeiten, brauchen wir nicht auf einen synthetisierenden Genius zu warten, in dessen allumfassendem System die Praktiker der verschiedenen Richtungen je ihre Zelle finden könnten. Solche seit vielen Jahren unternommenen eklektischen Versuche führen lediglich zur Entstehung neuer Schulen und Auffassungen. Das psychologische *a priori* kann nur von den Analytikern selbst in existenzieller Weise herausgestellt werden, das heißt so, daß jeder von uns sich auf seinem Grund behauptet und durchsetzt, dort wo er steht, im analytischen Prozeß. „Im Prozeß sein" – wie gewisse Jungianer ihre analytische Erfahrung umschreiben – bezeichnet einen bestimmten Seinszustand. Er kann mit Zuständen des „In-Seins" verglichen werden, der Malern und Schriftstellern vertraut ist, oder mit dem In-Sein der Liebe. Für den Analysanden hat „In-Analyse-Sein" diese Art von Bedeutung. Er erfährt sich selbst, fundamental unterschieden von allen, die nicht in Analyse sind, so wie das Verliebt-Sein die Liebenden von den „Normalen" trennt. Um in diese Situation des In-Seins zu gelangen, braucht es keinen ontologischen Sprung in eine neue Seinsart hinein; wir müssen uns lediglich in unsere persönliche, von andern unterschiedene Erfahrung hineinstellen, diesem ersten Funken individueller Einzigartigkeit.

Bevor die Analytiker Jungs Werk weiterführen können – und *sie* sind es, die diese Arbeit tun müssen, da sie den Erfahrungstatsachen am nächsten sind – müssen sie sich von den Resten theologischer, akademisch-psychologischer und insbesondere medizinischer Betrachtungsweise befreien, die immer noch in ihren Köpfen spuken und die analytische Psychologie in die Irre führen. Einer dieser Reste ist der Ausdruck „Laienanalyse" selbst, dem das vorliegende Buch zu Leibe zu rücken sucht. *Wir versuchen in dieser Arbeit, das Gebiet der Analyse in der Weise abzustecken, daß wir jeden Fußbreit davon gegenüber den usurpierenden Ansprüchen von Theologie, akademischer Psychologie und Medizin verteidigen.* Wir wollen nicht angreifen, sondern besetztes Gebiet befreien im Hinblick darauf, daß eines Tages eine wissenschaftliche Lehre der Psychotherapie auf ihrem eigenen Grund und Boden errichtet werden kann. Wir kämpfen für die Analyse, für die Leitlinien des Analytikers und für das grundlegende Vorstellungsbild der Seele, aus dem diese Leitlinie erwächst. Nur dort, wo unser Gesichtspunkt unter Berufung auf überholte Vorstellungsbilder – besonders auf medizinische, psychiatrische, freudianische – angegriffen wird, muß niedergerissen werden.

Es geht heute nicht mehr in erster Linie um den Gegensatz zwischen Wissenschaft und Religion (wie zur Zeit von Shaw) oder um denjenigen zwischen Geisteswissenschaft und Naturwissenschaft (wie in neuerer Zeit von C. P. Snow hervorgehoben). Der Gegensatz, von dem die heutige Zeit und unsere Generation beherrscht wird, ist derjenige zwischen der Seele einerseits und allem, was sie abtöten oder kaufen möchte, anderseits, das heißt zwischen der Position der Analyse und den offiziellen Positionen von Medizin, Theologie und akademischer Psychologie, soweit diese die Seele in ihre Fänge bekommen wollen, kurz, zwischen der Analyse und „allem andern". Der Selbstmord ist das Problem, an dem dieser Gegensatz am besten verdeutlicht werden kann.

Mit den überlieferten Anschauungsweisen kommt man heute nicht mehr durch. Es herrscht ein so allgemeines Unbehagen, wir haben so lange am Rande des Massenselbstmords gelebt und suchen so sehr nach persönlichen Lösungen der großen kollektiven Probleme, daß heute mehr denn je „alles möglich“ ist. Die Grenzen sind gefallen: Die Medizin ist nicht mehr das Reservat des Arztes, der Tod nicht mehr das Reservat des Alters, die Theologie nicht mehr das Reservat der Priester.

Natürlich hat der Arzt selbst eine Seele, und als Heiler unter Leidenden wird er mit ihr wie vielleicht wenige sonst konfrontiert. Aber die moderne Medizin schließt die Seele aus ihrem Ausbildungsprogramm aus und fordert den Arzt damit gleichsam auf, so zu handeln, als ob er selbst keine Seele hätte und als ob der Patient nur Körper wäre. Die moderne Medizin schneidet den Arzt von seiner eigenen Seele ab. Er kann in seinem privaten Leben an sie glauben und ihr Gehör schenken und seinen Beruf trotzdem so ausüben, als ob sie nicht existierte. Er ist von seinen eigenen Wurzeln im Sinn der Asklepischen Medizin getrennt, und der Gegensatz zwischen Medizin und Analyse ist nichts anderes als das Wiederauftreten des Gegensatzes zwischen Hippokratischer und Asklepischer Heilungsauffassung. Die medizinische Ausbildung schließt heute den Studierenden derart vom psychologischen Hintergrund der Medizin ab, daß die positiven Möglichkeiten der Hippokratischen Einstellung durch ihre einseitigen Nachteile aufgehoben werden. Weil der Arzt so sehr nach der einen Seite neigt, wird der Analytiker zum andern Extrem gezwungen. Diese Tatsache konstelliert unglücklicherweise die medizinische Position nur noch stärker im Unbewußten des Analytikers, so daß dieser manchmal nicht mehr weiß, woher die Zerrissenheit kommt: von der medizinischen Wissenschaft und ihren Verteidigern selbst oder von seinem eigenen medizinischen Schatten und dem medizinischen Ursprung der Analyse im neunzehnten Jahrhundert. So wie die nicht-medizinische Analyse als „Laienanalyse“ in den Schatten, das heißt das Unbewußte des Mediziners fällt, so zieht die Medizin die Schattenprojektion der Analytiker auf sich.

Dies erschwert natürlich eine ausgewogene Diskussion. Aber vielleicht ist das ganz gut so. Ausgewogenheit hält sich in sicherer Entfernung von der Schärfe des äußersten Randes, und bis zu diesem äußersten Rand muß man gehen, wenn man den Selbstmord ernsthaft erforschen will. An diesem äußersten Rand, an dem man mit dem Rücken zum Abgrund steht, ertönt der *cri de cœur,* der jede ausgewogene Darstellung durchbricht. Was der Seele von ihren Hirten und Ärzten im Namen von „seelischer Gesundheit", „Selbstmordverhütung", „dynamischer Psychotherapie" und „Forschungsarbeit" alles angetan worden ist, erfordert eine Entgegnung von gleichem Gewicht. Und diese Entgegnung kann nicht ausgewogen sein.

Die Analyse gehört den Analytikern; nur was *sie* über ihre Arbeit denken, ist gültig, und nur *ihre* Kriterien für Ausbildung und Praxis der Psychotherapie können akzeptiert werden. Alle andern – Ärzte, Kleriker, Psychiater, akademische Psychologen, daseinsanalytische Philosophen, Soziologen – sind solange Laien, als sie nicht die alten Positionen aufgegeben haben und in erster Linie für die Seele einstehen. Leider haben viele Analytiker selbst noch eine Vorliebe für den übernommenen Stil der alten Strukturen und bauen ihre neuen Akademien nach der alten Art. Sie behalten ihre medizinischen Vorstellungen bei, und ihre Beschreibungen atmen weiterhin den Geist von Naturwissenschaft, Materialismus und Kausalität. Oder dann verlassen sie die Wissenschaft völlig in plötzlicher Begeisterung für den deutschen Existenzialismus oder den japanischen Zen.

Die erste Aufgabe besteht daher darin, zu den Analytikern über Analyse zu sprechen, darauf hinzuweisen, inwiefern sich der Analytiker vom Mediziner unterscheidet, inwiefern er praktisch schon nicht mehr in der gleichen Art arbeitet, denkt oder fühlt wie seine medizinischen Zeitgenossen, obwohl er in mancher Hinsicht der überlieferten Vorstellung vom Wesen des Arztes entspricht. Wir werden in den folgenden Kapiteln jeweils den medizinischen und den analytischen Standpunkt einander gegenüberstellen, um aufzuweisen, wie wichtig es ist, daß die Praxis der Psychotherapie ihren medizinischen Hintergrund verläßt und ihren eigenen aufbaut.

Der erste, der erkannt hatte, daß die medizinische Ausbildung für die Ausübung der Analyse weder genügend noch notwendig ist, war Freud. Unser Anliegen in diesem zweiten Teil unseres Buches, in dem wir Medizin und Analyse gegeneinander abzugrenzen versuchen, ist daher in gewissem Sinn eine Fortsetzung von Freuds Essay „Die Frage der Laienanalyse".

Freud hat bald genug eingesehen, daß der medizinische Standpunkt mindestens teilweise aufgegeben werden muß. Er wies darauf hin, daß in der Psychotherapie „die Kranken nicht wie andere Kranke sind, die Laien nicht eigentlich Laien und die Ärzte nicht gerade das, was man von Ärzten erwarten darf". Der Analytiker untersucht seinen Patienten nicht körperlich; es werden keine somatischen Behandlungsmethoden angewandt; wenn der Patient körperlich krank ist, wird er überwiesen; im Sprechzimmer gibt es keine medizinische Apparatur, keinen weißen Mantel und keine schwarze Tasche. Was ist das aber für ein „Arzt", der sich nicht für das Medizinische interessiert und zwar weder im Sinne von Ätiologie, Diagnose und Medikation noch im Sinne von Linderung oder Heilung?

Eine Generation ist dahingegangen seit den Darlegungen von Freud und jener ersten erhitzten Diskussion über die Laienanalyse in den zwanziger Jahren. Die Verschiedenartigkeit der Patienten zwischen damals und heute hat noch dazu beigetragen, Freuds Standpunkt zu untermauern. Der Analytiker sieht heute mehr Leute mit „Persönlichkeitsstörungen", die für eine „Charakteranalyse" kommen, als solche mit spezifischen Symptomen, von denen sie befreit werden wollen. Die Analyse hat sich also in dieser Zeit noch mehr von der medizinischen Symptombehandlung entfernt und sich weiter in Richtung auf die Psychologie des ganzen Menschen hin bewegt.

Mit den medizinischen Methoden im Sprechzimmer sind aber nur Außenposten aufgegeben worden; die eigentliche medizinische Einstellung wurde beibehalten. Das heißt, neue Techniken werden im alten medizinischen Geist angewandt, und in die Analyse schleicht sich ein „pathologisches Vorurteil" in bezug auf seelische Dinge ein. Die Gefahr, die der Analyse von der Medizin her droht, beruht weniger auf deren Schwäche, als vielmehr auf ihrer Stärke, nämlich dem systematischen rationalen Materialismus. Das

Problem liegt also weniger bei dem auf den medizinischen Schulen erworbenen Wissen, von dem Freud das meiste als für die Analyse unnötig betrachtete (auf jedem Gebiet des akademischen Studiums wird Unwesentliches angehäuft), als in dem Modell des medizinischen Denkens selbst, seiner „Weltanschauung". Freud unterstützte die Laienanalyse nachdrücklich, und in einem kurz vor seinem Tod geschriebenen Brief bestätigte er nochmals seine diesbezüglichen Auffassungen: „Ich bestehe auf ihnen sogar noch mehr als früher, angesichts der deutlichen Tendenz der Amerikaner, aus der Psychoanalyse eine Dienstmagd der Psychiatrie zu machen." (Jones, Deutsche Ausgabe Bd. III, S. 354.)

Trotzdem orientiert sich die Freudsche Therapie im allgemeinen immer noch nach medizinischen Gesichtspunkten. Freuds Befürchtung ist Wahrheit geworden: Die Freudsche Analyse ist zur Dienstmagd der Psychiatrie geworden. Die moderne eklektische psycho-dynamische Einstellung des durchschnittlichen Psychiaters hat Freuds Geist verwässert. Er ist ein populärer Geist geworden, der ohne Gefahr in jedem erstbesten Gefäß eingefangen werden kann. Dadurch kommt der Durchschnittspsychiater um die Anstrengung herum, in der Destillationsretorte einer tiefenpsychologischen Analyse seine eigene Persönlichkeit einer Entwicklung und Wandlung zu unterziehen – was etwas ganz anderes ist als ein kurzer kathartischer Reinigungsprozeß des Unbewußten im Verlaufe der psychiatrischen Ausbildung.

Da die meisten Anhänger von Freud sowohl dessen Auffassung über die Laienanalyse als diejenige über den Todestrieb verworfen haben, bleibt die Freudsche Therapie eine medizinische Disziplin. Die Verleugnung von Freuds Standpunkt in diesen zentralen Fragen macht seine Therapie medizinisch akzeptabel. Die Freudianer stellen sich in Gegensatz zu ihrem Meister, wenn sie mit immer stärkerem Nachdruck die medizinische Ausbildung als Voraussetzung für die analytische verlangen; denn das Vorstellungsbild, das ihrer Einstellung zugrundeliegt, unterscheidet sich in keiner Weise von demjenigen der Medizin.

Setzt aber wissenschaftliches, empirisches Vorgehen medizinisches Denken voraus? Wissenschaftlichkeit ist eine geistige Einstellung, die reflektierendes, ehrliches Denken verlangt sowie ein geordnetes, lebendiges Zusammenspiel zwischen Faktum und Idee. Der Analytiker kann in diesem grundsätzlichen Sinn durchaus Wissenschaftler sein – empirischer Wissenschaftler – ohne zur Medizin Zuflucht zu nehmen. Jung hat dies manchmal nicht ganz klar gesehen. Als ihm „unwissenschaftliche Spekulation" vorgeworfen wurde, zog er sich auf die Position des „medizinischen Psychologen" zurück. „Medizinisch" war für ihn gleichbedeutend mit „empirisch". Er hatte seine Ideen anhand der empirischen Fakten entwickelt, die ihm in seiner Praxis vorgelegt worden waren. Aber man braucht nicht Mediziner zu sein, um das im Sprechzimmer auftauchende Material kritisch zu sichten oder seiner menschlichen Verantwortung nachzukommen.

Hätte Freud die Frage der Laienanalyse weiter verfolgt, dann hätte er schließlich nicht anders können, als die medizinische Position überhaupt aufzugeben, und sich nicht mit der Feststellung begnügt, daß die medizinische Ausbildung für die Ausübung der Analyse weder notwendig noch genügend sei. *Wenn aber die medizinische Ausbildung die Anforderungen, die an die analytische Praxis gestellt werden müssen, nicht erfüllt, dann muß die Analyse etwas anderes sein als Medizin.* Vermutlich wäre Freud nicht in der Lage gewesen, diesen Gedanken zu Ende zu denken, denn er war damals kein junger Mann mehr und ganz allgemein noch im medizinischen Geist des neunzehnten Jahrhunderts befangen. (Seine Lehrer waren in der ersten Hälfte des letzten Jahrhunderts geboren.) Wenn man aber auf diesem Wege weiter denkt und in der Psychotherapie bis ans Ende geht, dann stößt man auf die Frage nach dem Tod. Auch hier hat Freud einen der Naturwissenschaft entsprechenden Standpunkt eingenommen: der von ihm postulierte Todestrieb – „Thanatos" – steht im Gegensatz zum Leben. Für die Freudianer enthält dieser Trieb so viele negative Aspekte der menschlichen Natur, daß Freuds Ausspruch „Das Ziel alles Lebens ist der Tod" für sie nur die pessimistische Feststellung eines Naturwissenschaftlers sein kann, den das Netzwerk seines Systems dazu zwingt, den Tod im Namen des Lebens zu bekämpfen. Die medizinische Einstellung kann der Analyse gegenüber nur pessimistisch sein, denn was immer wir tun, einmal wird das Leben doch vom Tod besiegt werden, und in der Werteskala der Medizin steht das Körpergeschehen an oberster Stelle.

Aber der obige Ausspruch braucht nicht pessimistisch aufgefaßt zu werden. Wenn man den analytischen Weg zu Ende geht, dann erscheint die Tatsache, daß „das Ziel des Lebens der Tod" ist, in einem ganz anderen Licht. Man wird diesen Ausspruch sogar als logische Voraussetzung einer Lehre vom Wesen der Analyse betrachten können. Den analytischen Weg zu Ende gehen heißt in den Tod gehen und von dort aus neu beginnen. Wenn der Tod das Ziel des Lebens ist, dann ist der Tod grundsätzlich wichtiger als das Leben. Die physische Realität, die rein auf das Leben beschränkt ist, muß ihren Vorrang an die psychische Realität abtreten, die sowohl Leben als Tod umschließt. Das Paradox der Seele – seit Urzeiten als Lebensprinzip aufgefaßt – liegt darin, daß sie immer auch auf der Seite des Todes steht. Sie ist offen für das, was jenseits des Lebens liegt. Sie arbeitet an ihrer Vervollkommnung, unabhängig von Fragen des Lebens und der physischen Gesundheit. Wir begegnen dieser seltsamen Eigenart der Seele in den Bildern und Emotionen, die in jeder Analyse auftreten und in denen die wichtigsten Anliegen der Seele mit Tod zu tun haben. Die Wirklichkeit der Seele scheint uns in ein nicht formulierbares und irrationales Absolutes hineinzuziehen, das wir „Tod" nennen. *Je mehr Bedeutung wir der Wirklichkeit der Seele beimessen, um so mehr gelangen wir in den Bannkreis des Todes.* Die Entwicklung der Seele führt auf den Tod hin und durch den Tod hindurch, weil sie, wie wir gesehen haben, nach der Todeserfahrung verlangt. Dieses *a priori*-Verwobensein der Seele mit dem Tod ist in der philosophischen und religiösen Sprache die „Transzendenz" und die „Unsterblichkeit der Seele" genannt worden.

Der Analytiker kann daher – wenn er zu der Wirklichkeit der Seele steht – in der Psychotherapie bis ans Ende gehen. Er kann der Selbstmordgefahr ohne Kampf, ohne medizinisches Eingreifen standhalten. Er kann die Grundlage der Medizin, den Kampf um das physische Leben, verlassen, weil er die Position des Materialismus und des wissenschaftlichen Naturalismus verlassen hat, wonach Realität nur physische Realität ist. Es muß aber auch noch der Hintergrund der medizinischen Einstellung aufgegeben werden, von dem her die Arbeit des Analytikers bisher beurteilt worden, von dem er selbst bedrängt und in dessen Schatten er geraten ist. Gewisse Aspekte dieses Hintergrundes werden uns in den folgenden Kapiteln beschäftigen.

7. Es geht (nicht nur) um Worte

Die analytische Praxis ist nicht klar in einen ärztlichen und einen nichtärztlichen Bereich getrennt. Die öffentliche Meinung identifiziert die verschiedenartigsten Praktiker mit dem Analytiker: Psychiater, klinische Psychologen und Gruppentherapeuten, Sozialarbeiter, geistliche Berater, Heiler und viele andere. Das breite Publikum weiß wenig über die Analyse und wenig über die Art der für sie erforderlichen Ausbildung. Wer einmal bei einem Psychiater, Psychotherapeuten oder Psychoanalytiker gewesen ist, nimmt an, daß alle Psychotherapie mehr oder weniger dem entspricht, was er kennengelernt hat.

Das wichtigste Erfordernis für die Ausübung der Analyse war von jeher sehr einfach: Der Analytiker muß selbst analysiert sein, bevor er andere analysieren kann. Dieses sowohl von Freud als von Jung aufgestellte Postulat wird von den echten Freudianern und Jungianern auch heute aufrechterhalten. Es wird Lehranalyse genannt und schließt das Studium des Unbewußten ein. Wie viele Analysestunden ein Analytiker gehabt hat, ob er den Doktortitel besitzt oder nicht, ob er von seinen Kollegen anerkannt wird oder nicht, ob er ein staatliches oder ein von einem privaten Lehrinstitut erworbenes Diplom hat – all das sind zweitrangige Fragen gegenüber dem obersten Prinzip: *Der Analytiker muß selbst analysiert sein, bevor er andere analysieren kann.* Dieses Prinzip bildet die Grundlage der Ausbildung und den Prüfstein der Berufung. Der Analytiker kann daher sehr wohl alle, die nicht analysiert worden sind – welches auch immer ihr akademischer Grad und das Ausmaß ihrer klinischen Erfahrung sein mögen – als Laien betrachten. Naturgemäß schätzt er diejenigen höher ein, die lange und eingehend mit einem anerkannten Lehranalytiker gearbeitet, Kontrollanalysen unter Aufsicht durchgeführt und an einem seriösen Lehrinstitut abgeschlossen haben.

In seiner Tendenz, alle irgendwie mit Psychotherapie Beschäftigten in einen Topf zu werfen, übersieht der Durchschnittsbürger die Tatsache, daß *die meisten Psychiater nie selbst analysiert worden sind* und daß die Analyse kein obligatorischer Bestandteil ihrer Ausbildung ist. (Aber es gibt natürlich auch viele Psychiater, welche die analytischen Voraussetzungen erfüllt haben und die sowohl Psychiater als auch Analytiker sind.) Der Psychiater absolviert zunächst das medizinische Studium und erhält anschließend seine Spezialausbildung in psychiatrischen Kliniken. Er hat es dort mit internierten Patienten zu tun, für die überwiegend physische Behandlungsmethoden angewendet werden. Der Analytiker hingegen arbeitet mit ambulanten Patienten und mit psychologischen Methoden. Viele Psychiater bringen, wenn sie von der Klinik zur privaten Praxis übergehen, als Grundlage dafür lediglich ihre Erfahrung an andern Menschen mit, das heißt sie sind nicht selbst durch eine Analyse gegangen. Für den Analytiker ist ein Psychiater, der auf Grund solcher Voraussetzungen analysiert, ein Laienanalytiker, auch wenn er ein qualifizierter Arzt und psychiatrischer Spezialist ist.

Das gleiche gilt für die Psychologen. Ein Psychologe, der an einer Universität ausgebildet worden ist und den Doktor der Philosophie erworben hat, kann analysiert worden sein oder nicht, kann einer anerkannten Berufsgenossenschaft von Psychologen angehören oder nicht. Es gibt solche unter ihnen, die lediglich auf Grund ihrer während des Studiums erworbenen theoretischen Kenntnisse analysieren. Das akademische Studium statistischer Methoden, von Bewußtseinsprozessen im Sinne der Abläufe im Nervensystem, von Laboratoriumsexperimenten mit Tieren, psychologischen Tests und allgemeiner Beratung in Nervenkliniken ist nur für die allgemeine Psychologie interessant. Solche Psychologen bleiben ebenfalls Laien, wenn ihnen die spezifische Ausbildung, die durch die eigene Analyse erworben wird, fehlt.

Von den Analytikern selbst wird der Ausdruck „Laienanalyse" noch in einem andern Sinne gebraucht. Er meint dann das, was Freud „wilde" Analyse genannt hat. Der Analytikerberuf ist in verschiedenen lokalen, nationalen und internationalen Gesellschaften und nach verschiedenen Schulen organisiert. Trotz der Unterschiede dieser Gruppen bestehen aber überall gewisse unabdingbare Voraussetzungen für die Aufnahme. Wenn jemand nicht genug Analysestunden oder diese nicht bei einem anerkannten Analytiker absolviert hat, oder wenn er nicht die verlangte akademische Vorbildung besitzt, wenn die Ausbildung in einem andern Land erfolgte etc. etc. und wenn er trotzdem analysiert, dann haben wir einen „Laienanalytiker" in diesem Sinne vor uns.

Heute geht es jedoch bei der Kontroverse um die Laienanalyse vor allem um den von der Medizin eingenommenen Standpunkt. Das Wort „Laie" hat abwertende Bedeutung und stammt aus dem medizinischen Sprachgebrauch. Es trennt die analytische Praxis in zwei Gebiete: in die medizinische und die nicht-medizinische. Die Vertreter des medizinischen Standpunkts argumentieren wie folgt: Die Analyse ist ein Spezialgebiet der Psychiatrie, die Psychiatrie ist ein Spezialgebiet der Medizin: deshalb ist der Analytiker ein Spezialarzt. Analyse ist ein therapeutisches Instrument, das in der Behandlung psychopathologischer Fälle Anwendung findet. Solche Behandlungen gehören einzig und allein in die Hand des Mediziners, da nur er durch seine Berufsorganisation und vom Gesetz ermächtigt ist, therapeutisch zu wirken. Wenn jemand analytisch arbeitet, arbeitet er als Mediziner; wenn aber jemand als Mediziner arbeitet, ohne eine medizinische Ausbildung zu besitzen, ist er nicht Laie, sondern Quacksalber.

Dieser Standpunkt wird im allgemeinen nicht so extrem formuliert. Es ist aber notwendig, dies hier zu tun und zwar deshalb, weil er die analytische Praxis aufs stärkste beeinflußt. Er berührt die berufliche Position des nicht-medizinischen Analytikers in ausschlaggebender Weise. Er führt dazu, daß ein Analytiker unter

Umständen unter einem Psychiater arbeiten muß, der weder selbst analysiert worden ist noch die Vorgänge des Unbewußten studiert hat; oder er kann, schlimmer noch, vom Gesetz an der Ausübung seines Berufs verhindert werden.

Noch schwerwiegender aber ist die Wirkung der medizinischen Einstellung auf das Denken und die Praxis aller Analytiker – der medizinischen und der nicht-medizinischen. Das medizinische Argument – Analyse ist ein Spezialfach der Psychiatrie, und Psychiatrie ist ein Spezialfach der Medizin – unterminiert die Einstellung des Analytikers unmerklich von innen her. Er glaubt selbst, im Rahmen einer medizinischen Disziplin zu arbeiten. Folglich neigt er dazu, seine Probleme auf medizinische Art zu stellen und seine Antworten auf medizinische Art zu geben, was unweigerlich dazu führt, daß er sich als Laien betrachten muß. Er übernimmt die medizinische Einstellung, ohne es zu wissen. Er übersieht deren falsche Logik, die an der Tatsache vorbeigeht, daß sich die Analyse voll und ganz den Problemen der Seele zuwenden muß. Ihr Material, ihre Methoden und ihre Ziele sind vollumfänglich psychologisch. Sie ist die einzige Disziplin, welche die Seele in ihrer natürlichen Situation untersucht, das heißt in ihrer Bezogenheit. *Analyse kann am einfachsten definiert werden als das im Rahmen einer Beziehung durchgeführte Studium psychologischer Vorgänge im Hinblick auf deren Bewußtmachung.* Psychiatrie ist nur ein Zugang unter andern zu diesen Vorgängen, und dieser Zugang ist auf Grund seiner medizinischen Voraussetzung begrenzt. Bevor der Analytiker nicht in sich selbst mit diesen unauthentischen Denkmodellen aufgeräumt hat, wird er nie fähig sein, seine eigene Disziplin in der ihr adäquaten Weise aufzubauen.

Darüber hinaus wird er auch solange seinen Beruf und das Anliegen seiner Analysanden verfehlen, als er sich nicht voll und ganz auf die Seite der Seele stellt.

Man kann vielfach auch hören, daß die Analyse deshalb zur Medizin gehöre, weil sie historisch in ihrem Rahmen begonnen hat. Freud und Jung waren Mediziner, der erstere Spezialist für Neurologie, der letztere für Psychiatrie. Der Grund dafür, daß die Analyse innerhalb der Medizin begann und von Ärzten entdeckt worden ist, liegt aber nur darin, daß diese Ärzte die einzigen waren, die der Psychopathologie, das heißt dem Leiden der Seele, ein offenes Ohr liehen. Nachdem Darwin die Affenahnen des Menschen ausgegraben und Nietzsche Gottes Tod verkündet hatte, nach dem rationalen Materialismus des neunzehnten Jahrhunderts, suchte die Seele im Sprechzimmer des Irrenarztes nach Hilfe. Die Psyche war an der sie umgebenden Welt irre geworden, denn diese Welt hatte ihre Seele verloren. Freud war offen für seine hysterischen Patienten, Jung für seine schizophrenen. Beide stießen dabei auf Sinn und Bedeutung und entdeckten die Seele an einem Ort wieder, an dem man sie am wenigsten gesucht hätte – bei den Kranken und Verrückten. Aber auch wenn man sie dort gefunden hat, darf man sich doch fragen, ob die Seele und ihre Leiden für immer eine Provinz der Medizin bleiben müssen.

Mit andern Worten: Wer seinen inneren Weg „mit der Seele sucht", findet sich früher oder später beim Analytiker ein. Man kann dieses „Zum Analytiker Gehen" als Modeströmung ins Lächerliche ziehen, es bleibt doch eine psychologische Tatsache. Religion und Medizin sind heutzutage zu „gesund", um der Seele *in extremis* etwas Wirksames offerieren zu können; aber in Extrem-Situationen, im Leiden und den im Unbewußten verwurzelten Symptomen, verspüren wir zuerst etwas von der Seele. Die Seele ist dort begraben worden, und was sie fordert, ist *psychologische* Hilfe, Hilfe in ihrer eigenen Sprache. Ein solcher Hilfesuchender sucht jemanden, dem es um die Seele als solche geht, einen Seelenspezialisten – nicht einen Arzt oder einen Priester oder auch nur einen Freund. Die Analytiker haben nicht danach verlangt, Priester oder Ärzte zu sein, und gäbe es nur mehr weise Freunde und wirkliche Liebende! Die Analyse ist in ihre Stellung hineingedrängt worden, weil niemand außer ihr mit der Psyche wirklich zu tun haben wollte. Die Analyse begann dort, wo die Seele im Dunkel lag, und daher sind die Analytiker Spezialisten des Dunkels geworden. Sie sind für das Unbewußte und das Verdrängte eingestanden, ihre Arbeit gehörte der linken Seite an, sie war „sinister", quacksalberisch, unakademisch, ja beinahe teuflisch. Aber gerade von dieser extremen Position aus konnte der Analytiker der Seele begegnen, die ebenfalls zu einem Leben *in extremis* ins Exil geschickt worden war.

Ursprünglich hatte die Medizin einen andern Standpunkt eingenommen. Dies wird deutlich, wenn man sich in den Bedeutungswandel vertieft, den die medizinischen Grundworte erfahren haben. Es geht daraus hervor, daß in dem Maß, in dem die Medizin sich von ihrer früheren Haltung abwandte und mehr und mehr den Standpunkt der Naturwissenschaft übernahm, der Analytiker die leer gewordenen Gebiete besetzte.

Das englische Wort „physician" für Arzt kommt wie das Wort Physik vom griechischen Wort *physis* = Natur. Der Stamm des Wortes ist „bhu", wachsen, hervorbringen. Vom gleichen Stamm leitet sich auch „to be" (sein) und „being" (Sein) her. Der Arzt war ursprünglich derjenige, der die Natur studierte. Er war ein Philosoph, der über die Natur des Seins und über das Sein der Natur nachdachte. Er bereicherte seine Kenntnisse der Natur durch das Studium des Menschen, der immer als Mensch in seiner Ganzheit aufgefaßt wurde, nicht nur als Natur im Sinn von Materie. Damals waren Mensch und Natur noch nicht auseinandergerissen, und Natur wurde nicht mit Materie gleichgesetzt. Aber seit dem siebzehnten Jahrhundert ist das Denken über die Natur immer mehr von der Physik übernommen worden, und von ihr bezieht der heutige Arzt sein Vorstellungsbild der menschlichen Natur und der Methoden, nach welchen diese behandelt werden muß. In dem Maße, wie er sich in Richtung Naturwissenschaft bewegt hat, hat er sich von der Natur des Menschen entfernt. Das Ergebnis sind einerseits die enormen Leistungen der modernen Medizin und anderseits die enormen Schwierigkeiten des modernen Arztes, in seinen Patienten das zu verstehen, was durch die rationale Wissenschaft nicht erklärt werden kann.

Das Wort „Doktor" kommt vom lateinischen *docere,* lehren. Es ist verwandt mit *ducere,* führen, und *educare,* erziehen. Ein „doziles" Tier kann leicht instruiert werden; ein „Dokument" *(documentum)* will etwas lehren, so wie eine „Doktrin" *(doctrina)* der Inhalt eines Lehrgebäudes, eine Wissenschaft ist. Die in der katholischen Überlieferung „Doktoren der Kirche" genannten Lehrer waren große Theologen und Philosophen. Von den Ärzten durften an den medizinischen Fakultäten des Mittelalters nur diejenigen den Titel Doktor tragen, die dem Lehramt oblagen, entsprechend den heutigen „Dozenten" der deutschsprachigen Universitäten. Darin kommt zum Ausdruck, daß ein „Doktor" ein Mensch des Wissens, der Bildung und der Forschung und daß er fähig sein muß, andere zu unterrichten. Es ist eigenartig, daß unter dem Wort heute ausschließlich ein medizinischer Praktiker verstanden wird.

Die Worte „Medizin" und „medizinisch" stammen ebenfalls aus dem Lateinischen. *Medicus* ist dem lateinischen Verb *mederi,* sorgen für, verwandt, und damit der „Medikation", dem „Medikament" (englisch *remedy*, französisch *remède*). Wenn wir tiefer gehen, finden wir auch hier einen philosophischen Aspekt. *Mederi,* sorgen für, ist verwandt mit *medeteri,* meditieren, reflektieren. Diese Worte haben ihre Wurzeln in dem alt-iranischen *vi-mad,* betrachten, schätzen, messen – alles Tätigkeiten des reflektierenden Bewußtseins. Vergleichbar ist auch das gaelische *midiur,* beurteilen und *med,* ausgleichen. Prince und Layard weisen darauf hin, daß *med* im Sinne des Ausgleichens oder Gleichgewichts der Stützpunkt oder das Mittlere *(medius)* ist, welches die Gegensätze verbindet, indem es sie auseinanderhält *(mediare).*

Dies könnte darauf hindeuten, daß medizinische Fürsorge und Heilung mit Meditation, d. h. mit tiefem reflektierendem Denken zusammenhängt. „Maß" und „Waage" (balance) sind Ausdrücke, die über ihre pharmazeutische Bedeutung hinausgehen. Der „medicus" nimmt ebenso das Maß seiner selbst, wie er Fieber mißt und Dosierungen abwägt. Er muß sich mit sich selbst beraten, um seine Patienten richtig beraten zu können. Ärztliche Fürsorge und Heilung sind mehr als Verabreichung medizinischer Mittel. Medikation ist in Wirklichkeit Meditation, die vom Arzt ein großes Maß von Bewußtsein erfordert. Das Brüten über einer Theorie ist ebenso wichtig wie die Praxis, die Beratung mit sich selbst so fruchtbar wie der Erfahrungsaustausch unter Kollegen. Meditation ist „theoria", jene kontemplative und visionäre Aktivität des religiösen Lebens. Kurz, „Medizin" führt zur Selbstanalyse.

Das griechische Wort *therapeia* weist ebenfalls auf „Sorgetragen" hin. Die Wurzel ist *dher,* tragen, unterstützen, halten, und ist verwandt mit *dharma,* dem sanskritischen Wort für Gewohnheit und Sitte im Sinne von „Tragendem". Der Therapeut trägt und sorgt für andere wie der Diener (griechisch *theraps, therapon).* An ihn lehnt man sich an, von ihm wird man getragen; *dher* ist auch die Wurzel von *thronos,* Thron, Sitz, Stuhl. Und damit stoßen wir auf eine etymologische Wurzel der analytischen Beziehung. Der Stuhl des Therapeuten ist in der Tat ein mächtiger Thron, der Abhängigkeit und numinose Projektionen konstelliert. Aber der Analysand hat auch seinen eigenen Stuhl, und der Analytiker ist sowohl Diener als auch Stütze des Analysanden. Beide sind emotional an der Beziehung beteiligt, und die Abhängigkeit ist gegenseitig. Aber diese Abhängigkeit ist nicht persönlicher Art, nicht auf das konkrete Gegenüber bezogen. Es ist vielmehr eine Abhängigkeit von der objektiven Psyche, der beide Partner im therapeutischen Prozeß dienen. Indem er trägt und stützt, indem er der Psyche sorgfältige Aufmerksamkeit und Fürsorge zuwendet, überträgt der Analytiker den Sinn des Wortes „Psychotherapie" auf das Leben. Der Psychotherapeut ist im wörtlichen Sinne der *Wärter und Wächter der Seele.*

Interessanterweise ist das Wort Therapie weitgehend aus dem medizinischen Sprachgebrauch verschwunden. Es wird heute viel häufiger in nicht-medizinischen Berufen verwendet: Psychotherapie, Gruppentherapie, Physiotherapie, Beschäftigungstherapie, Spieltherapie usw. In diesen Berufen stehen an oberster Stelle emotionale Aspekte wie liebende Zuwendung und das Sorgen füreinander, die in der Medizin weitgehend durch mehr intellektuelle Prozeduren wie Diagnosestellung, Pharmakologie, Chirurgie ersetzt worden sind.

Hat sich der Arzt von der Therapie im ursprünglichen Sinn entfernt, so steht er dafür näher bei dem ersten griechischen Wort für Arzt: *iatros.* Der Ursprung dieses Wortes ist dunkel; nach

Auffassung philologischer Autoritäten heißt es jedoch „der wieder Erwärmende“; der *iatros* ist derjenige, der stimuliert und wiederbelebt, der den kalten Tod bekämpft. *Iatros* soll verwandt sein mit „ira“, dem lateinischen Wort für Ärger, Aggressivität, Willen, Macht, Temperament, Zorn, Reizbarkeit. *„Psychiater“ würde somit heißen: Animator und Inspirator der Psyche.* Der Psychiater bringt durch Stimulierung und Anregung Wärme und Temperament zurück. Elektroschock und andere äußere Stimulantien sind moderne und konkrete Ausdrucksformen dieser alten Idee.

Es gibt aber auch andere Möglichkeiten der „Animierung“, der Wiederbelebung und Inspiration. Belebung kann auch durch das emotionale Beteiligtsein am Patienten im therapeutischen Prozeß zustande kommen. Hier schöpft der Arzt aus seinem Geist und seiner Seele *(anima),* um dem Patienten Wärme und Leben zu vermitteln. Leider verhindern oft der weiße Mantel, das sterile Instrumentarium und die allgemeine medizinische Atmosphäre dieses emotionale Beteiligtsein. Leider hält die medizinische Einstellung auch viele Analytiker davon ab, ihren Geist und ihr Temperament wirken zu lassen; sie fürchten, das könnte nach Suggestion oder „gutem Rat“ aussehen und daher unwissenschaftlich sein. Wenn wir aber von der Wurzel *iatros* ausgehen, dann ist es die Aufgabe des Heilers zu inspirieren, zu animieren, Emotion zu erwecken. Wenn der Analytiker das tut, dann kommt er vielleicht dem Wesen des Arztes im alten Sinn näher als sein innerlich distanzierter medizinischer Kollege.

In andern europäischen Worten für Arzt kommt das emotionale Beteiligtsein am Patienten zum Ausdruck: *läkare* (schwedisch), *lekarz* (polnisch), *lekar* (serbisch und ähnlich in andern slawischen Sprachen). Die Wurzel dieser Ausdrücke ist die gleiche wie diejenige des lateinischen Wortes *loqui,* sprechen, von dem unser Wort Eloquenz herkommt. Über die gleiche Wurzel damit verwandt ist die Bezeichnung für rationale Diskursivität des griechischen *lekein* sowie diejenige für die affekthaften Laute der animalischen Natur, *laskein* schreien, litauisch *loti* heulen, lateinisch *latrare* das Heulen des Hundes. Nach diesen Wurzeln zu schließen, war die Aufgabe des Doktors mit der des Medizinmannes verwandt. Die unter Affekt vorgenommene Behandlung durch Beschwörung, Gebet und Klage half dem primitiven Arzt, die Dämonen auszutreiben. Er nahm Anteil mit seiner Stimme, und seine Sprache kam aus Schichten, die tiefer lagen als das rationale Bewußtsein. Er ließ sogar die Dämonen von sich Besitz ergreifen und nahm so die Krankheit des Patienten auf sich.

Von all diesen sprachlichen Entwurzelungen ist der Bedeutungswandel des Wortes „Pathologie" am aufschlußreichsten. Pathologie heißt wörtlich *logos* des *pathos,* was am besten mit „Lehre vom Leiden" übersetzt wird. Die indogermanische Wurzel von *pathos* ist *spa* und findet sich in dem heutigen deutschen Wort spannen, Spannung = etwas lang Ausgezogenes, wie die Spannung einer Bogensehne. Von der gleichen Wurzel kommt „Patient" und das englische sowie französische Wort „patience" Geduld. Beide bezeichnen etwas lange Dauerndes und erinnern an das Wort der Alchemisten: „In deiner patientia liegt deine Seele." Die Ausrottung dieser Pathologie durch das moderne Streben nach Abschaffung der Krankheit würde in bezug auf die Psychologie bedeuten, daß sowohl Spannung und Leiden abgeschafft werden sollen als auch die Geduld des Erleidens und schließlich die Seele selbst.

Daß die Patienten die *patientia* (Geduld) des Arztes strapazieren, ist mehr als ein Wortspiel. In seiner *patientia* liegt seine Seele, und in den Patienten liegt die Seele der Medizin. Die Art und Weise, in welcher der Arzt seinen Patienten begegnet, ihr *pathos* (Leiden) versteht, Leiden und Spannung zuläßt und seinen *furor agendi* im Zügel hält, bringt seine eigene *patientia* und die Tiefe seiner Seele zum Ausdruck.

Das Ziel dieser Abschweifung lag darin, die andere Seite und den früheren Sinn von Worten aufzuzeigen, denen im medizinischen Beruf grundlegende Bedeutung zukommt. Dieser andere, frühere Aspekt ist einerseits philosophisch und anderseits emotional. Er weist auf Meditation und emotionale Partnerschaft hin, die beide den zu engen intellektuellen Standpunkt des Mediziners im Sinne des Naturwissenschaftlers übersteigen. Dieser andere

Bedeutungsaspekt ist der Haltung des Analytikers verwandt, der die Natur erforscht, indem er den Menschen zu verstehen sucht. Bevor der Arzt nicht den Weg zu der früheren und umfassenden Auffassung von seinem Beruf zurückgefunden hat, sollte die medizinische Prärogative auf Ausdrücke wie Therapie, Doktor, Patient etc. oder die medizinische Beurteilung dessen, was in der Psychotherapie laienhaft genannt werden muß, nicht als gültig angesehen werden.

8. Der Heiler als Held

Weshalb muß vom Standpunkt der Medizin aus der Selbstmord verhütet, die Krankheit bekämpft und der Tod hinausgeschoben werden? Gibt es ein grundlegendes Vorstellungsbild, eine archetypisch fundierte Einstellung, welche die Weltanschauung des Arztes formt und seine Tätigkeit leitet? Wir haben von dieser Einstellung als Angst vor dem Tod bereits gesprochen und Anzeichen dafür vorgefunden, daß sie die Arbeit des Arztes vom Unbewußten her beeinflußt. Es erscheint nun wahrscheinlich, daß sich diese Angst in einer archetypischen Vision der Seele nicht nur auf den Tod, sondern auch auf die Unbewußtheit bezieht.

Ein Vorstellungsbild, das die Angst vor dem Unbewußten mit der Angst vor dem Tod verbindet, kann in der archetypischen Symbolik der Großen Mutter gefunden werden. Wie Herzog gezeigt hat, haben auch männliche Personifikationen des Todes oft einen dunklen und erdhaften Aspekt, der mit einer verschlingenden, übermächtigen Göttin verknüpft ist. Der Feind des Todes ist der Held, der für Licht, Luft und Himmel steht, ein Sonnengott, das Prinzip des Bewußtseins.

Je materialistischer wir den Tod auffassen, um so konkreter werden die Waffen des Helden sein und um so physisch sichtbarer das Prinzip des Bewußtseins. Wenn der Tod nur als organischer Tod erscheint, dann wird derjenige zum Träger des Bewußtseins (und Lebens), der die Herausforderung in physischer Weise, auf der organischen Ebene, beantwortet. Deshalb ist der eigentliche Träger des Bildes vom Streiter gegen den Tod heute der Arzt. Das Prinzip des Bewußtseins, d. h. von Licht, Luft und Himmel, hat sich materiell niedergeschlagen in den metallisch schimmernden chirurgischen Instrumenten und den in allen Farben des Regenbogens leuchtenden pharmazeutischen Medikamenten, die durch Feuer und Geist von allen chthonischen Beimengungen reingeglüht worden sind.

Dieser Archetyp verleiht dem Arzt seine Macht. Nicht sein Wissen kleidet ihn in das Gewand des Helden, denn der Arzt weiß im tiefsten Grunde wenig mehr als andere über Leben und Tod – wie das manch alter Praktiker unumwunden zugibt und wie es mancher Patient und mancher junge Arzt am Beginn seiner Laufbahn nur zu gut erfahren hat. Auch nicht von seiner Aufopferung und Hingabe kommt ihm die Aura des Helden zu, denn es gibt andere Berufsgruppen, z. B. Bergleute, die auch über einen Ehrenkodex verfügen und ebenso große Risiken auf sich nehmen, ohne deshalb in ein solch hohes Bild hineinzuwachsen. Der Arzt wirkt numinos, weil sich in ihm der Streiter gegen den dunklen Tod in hervorragender Weise verkörpert. Der Kampf gegen das Dunkle ist vielleicht die bedeutendste Aufgabe des Menschen; und der Kampf gegen den regressiven Drachen des Unbewußten, gegen den „Rachen des Todes", wird in jedem einzelnen Fall, in dem der Arzt schient oder verbindet oder ein Rezept verschreibt, konstelliert.

Deshalb muß der Arzt behandeln. Auf alle Fälle *muß er etwas tun.* Würde er einmal nicht handeln, also gar nichts tun, dann würde er seine Waffen gegen den Tod niederlegen und sich seiner archetypischen Rolle entkleiden. Dieser Rolle verdankt er seine Wirkung. Jede Passivität auf seiner Seite wird zu einer Art Selbstmord. „Therapeutische Regression" ist für ihn eine *contradictio in adjecto.* Heilen muß Weiterschreiten sein, ein Angriff auf die Mächte der Dunkelheit. Der Arzt muß den Tod in andern bekämpfen und den Mythus in sich selbst am Leben erhalten. Es kommt weniger darauf an, was er tut, als daß er das Bild des Heilers und Erlösers konstelliert als desjenigen, der den Tod, wenn auch nur noch um eine kleine Weile, hinausschiebt. Heilen heißt behandeln.

Daß es weniger wichtig ist, *was* der Arzt tut, als daß er überhaupt handelt, zeigen die Experimente mit Placebo-Mitteln und die unterschiedlichen, manchmal direkt entgegengesetzten Rezepturen für bestimmte Krankheiten, sowie die verschiedenen medizinischen Schulen – die orthodox-westliche, die Chinesische Akupunktur, Quacksalberei, Hausmittel, Zauberdoktor, Homöopathie, Gesundbeten, Chiropraktik, Christian Science, Kneipp-Kuren, Naturheiler und andere. Das heißt natürlich nicht, daß die orthodoxe Medizin sinnlos wäre oder daß man mit Blutegeln und Schröpfköpfen genauso weit käme. Die Wirksamkeit der modernen Medizin und ihrer Methoden ist unbestreitbar. Es soll hier lediglich darauf hingewiesen werden, daß *in jedem System der Heilkunde der Archetyp des Heilers am Werk ist.* Dieser Heiler-Archetyp verleiht dem Arzt seine Numinosität und seiner Behandlung die Wirkung. Mit andern Worten, die Heilung liegt ebenso sehr beim Heilenden als bei der Medizin.

Nun ist aber der Heiler-Archetyp zu eng aufgefaßt worden. Insbesondere ist die allgemein übliche Auffassung zu eng, wonach der Heiler nur im Dienst des physischen Lebens steht. In dieser Sicht wird das Leben wiederum auf das Physiologische reduziert, während doch das ursprüngliche Wort *bios* den gesamten Lebensprozeß umfaßt, nicht nur die reinen Körperfunktionen. *Nicht das Leben, sondern das Licht ist der wirkliche Gott des Heilers.* Der Heiler repräsentiert das Bewußtsein; er ist der lichtbringende Held. Der griechische Heilgott Asklepios ist Apollos Sohn. Asklepios selbst gehört nicht dem großen Pantheon an. Er ist aus dem Sonnengott hervorgegangen, ist damit nur eine der Möglichkeiten, in denen das Licht des Bewußtseins sich in der Welt entfalten kann. Der Heiler-Archetyp ist nicht an eine bestimmte Art oder Methode der medizinischen Praxis gebunden; wo immer der Förderung des Bewußtseins gedient wird, wird er konstelliert. Klarheit, Erleuchtung, Einsicht, Vision, gesammeltes Bewußtmachen von Erfahrung und Erweiterung des geistigen Horizontes stehen auch im Dienste Apolls. Heilung kann daher ebenso gut durch die Dialektik der Analyse erreicht werden und muß nicht auf die konkreten Techniken der aufs Physische ausgerichteten Medizin beschränkt sein.

Seit der Säkularisierung der Medizin sind die Götter keine Wirklichkeiten mehr. Tote Götter können schwerlich heilen. Heute kann nur der Arzt heilen, und darin liegt der Grund, weshalb er so viel zu tragen hat und immer getrieben wird, etwas zu tun. Er treibt sich selber an, und seine Tätigkeit treibt die Heilung voran. In früheren Zeiten war er die ausführende Instanz eines Gottes, nach dessen Intentionen er zu handeln hatte. In der Asklepischen Medizin, einem Heilsystem, das mindestens tausend Jahre lang wirksam war (und in der heutigen Praxis der Analyse wieder durchschimmert, wie C. A. Meier betont), war der Arzt im Vergleich zu seiner heutigen Betriebsamkeit völlig passiv. Die Götter gaben die Krankheit, und die Götter nahmen sie hinweg, wenn die Zeit reif war. (Oft war die Zeit nie reif oder besser: die Reife war der Tod, und so war die Heilung der Tod.) Damals war es Apollo, der wirkte. Nach Kerényi lautete eine Bezeichnung dieses Gottes *boêthei,* „der zu Hilfe eilt". Der Arzt stand im Dienste des Gottes und unterstützte mit dem Licht seines Wissens den natürlichen Heilungsprozeß. Aber dieses Licht war nie ein Ersatz für den Prozeß selbst; Wissen war nicht gleichbedeutend mit Heilen. Heute kämpft der Arzt allein mit Leben und Tod, denn die Götter sind tot – so meint er wenigstens. Er hat die Position der Götter übernommen, und eines der Anzeichen seines Aufstiegs zu göttlichem Ort ist sein Zu-Hilfe-Eilen, seine Betriebsamkeit, sein *furor agendi.*

Obwohl der Arzt auch heute noch von seinem ursprünglichen Vorstellungsbild getragen wird, hat er doch die Beziehung dazu verloren. Daher scheint es zuweilen, als ob Apollo völlig von ihm Besitz ergriffen hätte und die Medizin in ihrem Drange nach mehr Licht, Ordnung, Vernunft, Mäßigung und harmonischer, emotionsfreier Perfektion immer weiter vorantreiben würde. Der Arzt verehrt diese Prinzipien wie göttliche Offenbarungen, und jedes neue Spital ist ein Tempel für den säkularisierten Apoll. Die Hohepriester schreiten an der Spitze ihres weißen Gefolges zwischen den kranken Bittstellern hindurch die Runde ab, und sie treffen ihre Anordnungen im Jargon eines Kults. Immer seltener verläßt der Arzt diesen wohlbehüteten Bereich, um bei Hausbesuchen der irrationalen, unsterilen Welt der Leidenden zu begegnen. Immer häufiger finden die beiden großen Ereignisse des Lebens, Geburt und Tod, im „Heiligtum" des Arztes statt, das natürlich weder für Geburt noch Tod, sondern für das Kranksein eingerichtet worden ist.

Der Analytiker muß sich in seiner Zuwendung zum Unbewußten vor Apollos allzustarkem Einfluß hüten. Das Dunkle ist nicht eigentlich Apollos Bereich. Apollinische Bewußtheit hat die Tendenz, vor dem Unbewußten erschreckt zurückzuweichen, ist es für sie doch gleichbedeutend mit Tod. Wegen ihres apollinischen Hintergrundes läuft die medizinische Analyse Gefahr, die Dialektik zu intellektuell, zu sehr im Sinne einer Technik anzuwenden. Ein ihr verpflichteter Analytiker wird versuchen, bei seinen Patienten Ordnung, Vernunft und kühle Ausgewogenheit zu erzielen und durch Erhellung des Unbewußten Probleme zu klären. Er ist stolz darauf, Mechanismen auseinanderlegen zu können; er strebt nach Ausgleich und Harmonie. Das Hauptmerkmal seiner Einstellung liegt aber darin, daß er, wenn immer möglich, seine Arbeit von der Höhe eines luftigen, allwissenden, olympischen Thrones herab ohne emotionale Beteiligung zu leisten versucht.

Verkörpert Apollo Klarheit und Distanz, so ist Dionysos das Prinzip des unmittelbaren Beteiligtseins. Das Streben nach dem Apollinischen mag den Analytiker dazu verleiten, dessen Gegensatz, Dionysos, zu bekämpfen. Wenn der Analytiker aber den einen Fuß innen und den andern außen haben muß, wie wir das bei der Besprechung der Selbstmordgefahr gesehen haben, dann tut er gut daran, sich jeden dieser Standpunkte durch einen Gott sichern zu lassen.

Die Erzählungen von Dionysos verdeutlichen diesen andern Standpunkt. Wo Apollo Mäßigung ist, ist Dionysos Übertreibung, für die als bestes Beispiel die Orgie steht. Er erscheint in der Gestalt des Stiers, des Löwen, des Panthers und der Schlange. Er besitzt ausgesprochen weibliche Züge. Er wurde im Tanz und als Herr des Dramas verehrt, dem ein therapeutischer Sinn innewohnte. Die Teilnehmer an den Dionysischen Mysterien zerstückelten den

Gott, aßen ihn und tranken ihn als Wein. In entfesselten Orgien, ekstatischen Tänzen und in den Leidenschaften eines Dramas nahm man den göttlichen Geist in sich auf oder begab sich in diesen Geist hinein.

Wenn der Analytiker vom Grund seiner Emotionen her arbeitet, wenn er von dorther wirkt, wo er selbst dunkel und gebunden ist, und wenn er sich vom Geist des erdhaften Instinkts leiten läßt, dann folgt er den Spuren dieses Gegensatzes von Apollo. Für den modernen Mediziner ist dieser Weg kaum gangbar, es sei denn, er verwende die Methoden eines Zauberdoktors. Diese der medizinischen völlig entgegengesetzte Weise der Zuwendung zum Unbewußten ist natürlich ebenfalls einseitig. Aber in ihr wird wenigstens das Dunkle nicht mehr mit der verschlingenden Großen Mutter identifiziert und als bedrohlich erfahren, wie das aus der Perspektive des Sonnenhelden geschehen muß. Mit Dionysos' Hilfe ist der Analytiker in der Lage, sich vom Drama des Patienten ergreifen zu lassen, in den „Wahnsinn" einzutreten und zerrissen zu werden, seine weibliche Seite zu zeigen, zuzugeben, daß er von animalischer Körpergestalt ist und von rohen Trieben, von Machtgier, gemeinem Lachen, sexueller Begierde und dem Verlangen nach mehr und mehr angetrieben wird. Dionysos eröffnet die Möglichkeit nach Beteiligtsein im Leiden, und das Merkmal des Heiler-Helden dieser Art wäre die Fähigkeit, sich in sich selbst der *Feuerprobe der Emotionen* zu unterziehen und sich dadurch mit diesen auch im Analysanden wirkenden Mächten zu identifizieren.

Die Gegensätze – rechts-links, ein Fuß außen, ein Fuß innen – erhalten die Spannung im Bewußtsein des Analytikers aufrecht. Wenn er dem einen oder dem andern Pol – Distanzierung oder Beteiligtsein – zu viel Gewicht gibt, dann gleitet er unbewußt in eine archetypische Rolle hinein. Dabei ist die Apollinische Rolle für ihn am gefährlichsten, weil sie ihn vom medizinischen Hintergrund seines Berufes her unbewußt überfallen kann. Dann wird er zum Heiler-Helden, der die Verwirrungen, die der Patient ihm zwecks Heilung vorgelegt hat und die er fürchtet, zu bekämpfen und zu verhüten sucht.

Der Analytiker ist aber nicht der Heiler. Es gibt keine Heiler; es gibt nur Menschen, durch welche der Heiler-Archetyp wirkt, durch die Apollo und Dionysos sprechen. Der Analytiker erscheint nur deshalb als Heiler in der verzerrten Vision der Kranken, weil diese die Quelle der Heilung nicht in sich selbst finden können. Sie vermögen die Stimmen nicht mehr zu hören, noch die Sprache der heilenden Mächte im Unterbewußten zu verstehen. So muß der Analytiker zwischen ihnen und den Göttern vermitteln – und vielleicht sogar zwischen den Göttern selbst. Wenn er sich mit der göttlichen Rolle des Heilers identifiziert, dann zwingt er den Analysanden in die kompensatorische Rolle des Patienten hinein. Und dann kommt es zu der ungelösten „ewigen" Analyse, denn der Analytiker hat dann den Patienten ebenso nötig wie der Patient ihn. „Health" (Gesundheit) und „healing" (Heilung) bedeuten im Englischen etymologisch das gleiche wie „whole" (ganz), und auch im Deutschen schwingt in der Vorstellung von Gesundheit, Heilung und Heil die Idee der Ganzheit mit. Daher kann die Heilung nie von einem andern Menschen „gemacht" werden. Der Patient muß so lange Patient bleiben, als er im Therapeuten den „Heiler" sucht, den er dort doch nicht finden kann, da das Heilende seine eigene innere Beziehung zu den Göttern ist. Heilsein und Ganzsein bedeutet individuelle Vollständigkeit, und dazu gehört auch die dunkle Seite: Symptome, Leiden, Tragödie, Tod. *Ganzsein und Heilsein schließen daher diese „negativen" Phänomene nicht aus;* sie sind vielmehr notwendig für das Heilsein. Hierdurch wird deutlich, in wie anderer Art sich der Analytiker auf den Heiler-Archetyp bezieht als sein moderner medizinischer Kollege, der allzusehr von der Apollinischen Tradition beeinflußt ist.

Das Prinzip der Distanzierung ist in der Medizin eher neu. In früheren Zeiten war die Medizin näher bei dem, was heute die Analyse ist, die Körper und Seele umfaßt, das Apollinische und das Dionysische. In allen Kulturen und in der unsrigen bis vor nicht allzu langer Zeit haben die Ärzte den Göttern als Priester gedient; heute haben wir noch die Priester und die Tempel, aber wo sind die Götter? Die neue Religion der Aufklärung hat die Vernunft und den Körper auf den Thron erhoben, auf Kosten von Eros und Seele. Und gerade in diesen vernachlässigten Gebieten von Eros und Seele – nicht etwa auf dem Gebiet der rationalen Technik – begegnen der modernen Medizin ihre drängendsten Probleme: Überspezialisierung, Zeitmangel für den Einzelnen, Hausbesuche, Honorarfragen (Krankenkassen), politische Einflüsse und all jene Diskussionspunkte der Arzt-Patienten-Beziehung, aus denen hervorgeht, wie sehr der menschliche Aspekt in den Schattenbereich gefallen ist.

Ein großer Teil des Problems hat mit der Verdrängung des Dionysischen zu tun, jenem in allen Heilsystemen bis in unsere neuere Zeit hinein für die Heilung als wesentlich erkannten Element. Man geht wohl nicht fehl in der Annahme, daß das Körperproblem auch dem modernen Arzt zu schaffen macht, und daß er effektiv mit dem Fleisch nicht besser vertraut ist, als es seine Schützlinge sind. Er darf wegen seines Materialismus nicht allein angeklagt werden, so wenig wie wegen seiner Flucht in Laboratorium und Chirurgie, wo Geist und Körper so reinlich unterschieden werden können. Wir alle tun auf verschiedene Art das gleiche im Zeitalter der apollinischen Wissenschaften und des dionysischen Abreagierens in Affekt und Phantasie. Der Arzt trägt die Last und unsere Enttäuschung nur deshalb, weil er das Bild des Heilers trägt und wir alle so verzweifelt nötig haben, geheilt zu werden. Irgendwie erwarten wir von ihm, daß er den Weg zurück zu dem archetypischen Bild des Heilers finden möge. Dann wäre der Analytiker nicht mehr gezwungen, so extreme Positionen wie „nur Seele", „nur Eros", „nur Emotion" einzunehmen. Dann könnte eine wirkliche medizinische Analyse begründet werden, in der die Auffassung von Heilung dem Geist beider Götter verpflichtet ist.

9. Das pathologische Vorurteil

Die Pathologie erforscht Ursprung und Verlauf krankhafter Zustände. Sie ist als derjenige Zweig der wissenschaftlichen Medizin definiert worden, der Ursachen und Mechanismen von Krankheiten untersucht. Die übliche Vorstellung von Krankheit entstand durch Absonderung typischer Krankheitsmerkmale von dem, was man als normal ansah. Die Pathologie ist die Lehre von den Störungen des *bios,* des normalen Lebensprozesses. Es gibt organische Pathologie und Psychopathologie.

Wie wir oben gesehen haben, wurde Pathologie ursprünglich als Lehre vom Leiden verstanden; in der modernen Pathologie jedoch sind die Leiden und Beschwerden des Patienten nur ein Faktor im Gesamtkomplex der Krankheit. Und zwar ist dieser Faktor alles andere als entscheidend; ja ein bedeutsamer Teil der Pathologie wird von Fachleuten betrieben, die den Patienten nie gesehen haben, sondern höchstens Teile seiner körperlichen Substanz kennen. Da jeder Patient subjektive, die mikroskopische Präzision verzerrende Variabeln aufweist, läßt der medizinische Pathologe den Leidenden lieber möglichst ganz aus dem Spiel, um dafür die Krankheit rasch und genau beschreiben zu können. Dem Einfluß der Pathologie ist es zuzuschreiben, daß die Medizin mehr und mehr zu einer Herausforderung des Intellekts geworden ist und immer weniger eine emotionale Beziehung zwischen Arzt und Patient. Wenn der Arzt das Schwergewicht vom Krankenbett auf das Laboratorium verschiebt oder wenn er sich in seiner klinischen Einstellung von den Labormethoden der Pathologie leiten läßt, übernimmt er ein pathologisches Vorurteil. Er geht davon aus, daß Krankheiten unabhängig vom Menschen existieren und daß das Studium der Krankheit wichtiger ist als das Studium des kranken Menschen.

Wenn der Analytiker sein Interesse vom Leidenden ab- und der Beschwerde und ihrer Ursache zuwendet, dann ist er ebenfalls vom Krankenbett zum Laboratorium hinübergewechselt. Auch er hat dann begonnen, einem pathologischen Vorurteil zu erliegen. Diese Verschiebung ist in der Analyse schwerwiegender als in der Medizin, denn in letzterer gibt es tatsächlich Situationen, die *in vitro* isoliert dargestellt werden können, wo zum Beispiel ein Antitoxin entwickelt und dem Patienten erst in der letzten Phase verabreicht werden kann. In der Analyse hingegen gibt es keine vom Patienten unabhängige Parasiten, infizierende Agentien oder chemische Komponenten. Hier gibt es keine *in vitro*-Situation, keinen andern Ort für die Untersuchung, denn *die Krankheit ist der Patient.*

Wenn der Pathologe versucht, „das Rätsel des Lebens" zu lösen, dann geht auch der modernste Histologe nach den klassischen *Methoden der Anatomie* vor, wonach alles, was trennbar ist, getrennt werden muß oder, wie Claude Bernard sagt, „komplexe Phänomene sukzessive in immer einfachere Dinge aufgelöst werden". Dieses Vorgehen führt zu stets größerer Differenzierung der Teile (wie in der Nuklearphysik), was immer verfeinertere technische Instrumente erfordert. Der Organismus steht nicht mehr in seiner gesamten Lebenssituation im Mittelpunkt, denn er ist komplex. Und dieses komplexe Faktum kann von einem Spezialisten nicht erfaßt werden. Die Medizin entwickelt laufend neue Instrumente und Techniken, um diesen Komplex, den Patienten, in seine einzelnen Teile aufzulösen. Einfache Gegebenheiten werden im allgemeinen in der Weise gefunden, daß man auf ihre Ursprünge zurückgeht. Das ist die *genetische Methode* zur Erklärung eines Problems. Prozesse, z. B. eine Krankheit, werden erforscht, indem man nach ihren Anfängen sucht und nicht indem man nach dem Ziel fragt, auf das sie zustreben, denn das Ziel ist immer der allgemeine Zustand des Todes. Der embryonale Zustand wird daher interessanter als derjenige der Reife und die Kindheit interessanter als das Alter.

Diese genetische Einstellung hat sich auf die Psychotherapie verhängnisvoll ausgewirkt. Psychologische Störung heißt jetzt Störung im Kindesalter; die Forschung versucht, die Gegenwart in die Vergangenheit aufzulösen, das Komplexe in das Einfache, das Psychologische in materielle Traumata. Wir rasen auf den Geleisen dieses trügerischen Denkmodells rückwärts bis zu einfachen früheren Geschehnissen und kommen schließlich zu der einen Gewißheit außer dem Tod – zur Mutter. Derart viele in der Analyse auftretenden Phänomene werden heute im Hinblick auf die Mutter-Kind-Beziehungen interpretiert, daß man sich fragen kann, ob die Psychotherapie nicht an einem kollektiven unbewußten Mutterkomplex leide. Diese „Diagnose" stimmt mit der von der Naturwissenschaft übernommenen kausal-genetischen Einstellung überein; was die Materie in der Naturwissenschaft, ist die Mutter in der Psychologie.

Wenn die anatomische oder genetische Methode nicht wie erhofft zu den ursächlichen Wurzeln führt, dann greift das pathologische Vorurteil zum *Prinzip der Messungen.* Die einfachste Methode, Dinge zu unterscheiden, ist sie zu messen, denn jedes materiell Vorkommende ist quantitativ erfaßbar und kann daher gemessen werden. Gesundheit und Krankheit werden in Formeln ausgedrückt: Blutdruck, Grundumsatz etc. Leider führt dies, wie wir gesehen haben, zu der Tendenz, qualitative Unterschiede auf quantitative zu reduzieren. Es führt automatisch zu einer neuen Philosophie: „gutes Leben" heißt jetzt „mehr Leben". Leben fördern heißt Leben verlängern. Die im Blutkreislauf der Medizin mitgeführten Methoden der Pathologie beginnen auf diese Weise die Psychotherapie zu infizieren.

Je rascher und sicherer in der Medizin das Pathologische eines Falles erkannt wird, um so größer sind die Chancen einer guten und wirksamen Behandlung. Aus diesem Grund hält der Mediziner immer Ausschau nach der Pathologie. Wenn er ein guter Diagnostiker sein will – und darauf basiert seine Arbeit zum großen Teil –, dann muß er bei allem, was er vom Patienten hört und was er beobachtet, die Möglichkeit einer noch verborgenen Störung im Auge behalten. Alles kann symptomatisch sein, alles verdächtig. Wenn der Analytiker eine solche medizinische Haltung einnimmt, dann hat er sich dem pathologischen Vorurteil verschrieben.

Wann ist jemand krank? Wann ist er geistig oder seelisch krank? In medizinischen Büchern ist immer wieder zu lesen, daß sogar in der organischen Pathologie die Grenzen nicht eindeutig verlaufen. Es gibt verschiedene Ebenen der Komplexität; bei Krankheiten wie Tollwut oder Pocken sind die individuellen Variabeln weniger bedeutsam als die pathologischen Syndrome, die auf Grund ihrer leicht erfaßbaren Ursachen relativ einfach einzureihen sind. Komplexe Situationen jedoch, wie zum Beispiel ein Selbstmord, können nur mit Hilfe erweiterter Kausalitätsvorstellungen erfaßt werden. Eindeutig pathologische Zustände, die durch Beobachtung eines Teils des menschlichen Organismus erklärt werden können, sind etwas anderes als Situationen, die überhaupt nicht zu erklären, sondern höchstens vom menschlichen Gesamtsystem und seiner Umgebung aus zu verstehen sind. Die Anwendung eines einfacheren Modells auf komplexere Situationen verzerrt die Natur und zwängt sie in einen vorfabrizierten Rahmen hinein. So geht es mit dem pathologischen Vorurteil.

Um die Grenzlinie zwischen Gesundheit und Krankheit zu finden, muß man sich die medizinische Vorstellung von Gesundheit näher ansehen. Im allgemeinen versteht man darunter richtiges Funktionieren, physisches Wohlbefinden, gesunde Grundstruktur, Fehlen von Krankheit, Freiheit von Störung oder Schwächung etc. Dubos hat aufgezeigt, daß diese Vorstellung von Gesundheit eine Utopie ist; sie hat keinen Raum für die Realzustände der menschlichen Gesundheit, die in jedem Augenblick Störungen und Leiden einschließen. Eine „Gesundheit" der oben genannten Art liefert nur dem pathologischen Vorurteil und den regressiven Maßnahmen der modernen Psychiatrie (Analgetika, Beruhigungsmittel und Zerstreuung) Vorschub. Leiden gehört so sehr zum Menschen, daß man sagen könnte, es sei „normaler" als die ideale Gesundheit oder vielleicht sogar: *Leiden ist der normale Gesundheitszustand.* Wenn dem aber so ist, wo setzt dann die Pathologie ein? Ein bis zwei Drittel der Beschwerden, die ein Arzt in seiner Praxis vorgelegt bekommt, beziehen sich überhaupt nicht auf pathologische Zustände im eigentlichen Sinn. In komplexeren Situationen wird die Definition der Krankheit ebenso unbestimmt wie diejenige der Gesundheit. Diese Unbestimmtheit wird um so ausgesprochener, je mehr Gewicht der subjektiven Seite, der vorgebrachten Beschwerde, beigemessen wird. Es gibt Fälle mit offensichtlichen pathologischen Veränderungen ohne Beschwerden, sowie Beschwerden ohne pathologischen Befund. Innen und außen können sich in ganz verschiedener Art bemerkbar machen.

Für den Arzt ist einer der wesentlichen Hinweise auf einen pathologischen Zustand der Schmerz; ja Schmerz kann für ihn gleichbedeutend mit Leiden sein. Wo keine organische Grundlage des Leidens festzustellen ist, gilt das Leiden als nur eingebildet. Der Schmerz hat die Voraussetzung für das Leiden zu sein, so als ob Christi Schrei von seinen physischen Wunden hergerührt hätte. Leiden ist aber die Voraussetzung für die Möglichkeit des Schmerzes; die Psyche transponiert physiologische Vorgänge in Schmerz. Man verändere den Bewußtseinszustand, wie in der Hypnose, und der Fakir geht auf glühenden Kohlen, oder der Patient unterzieht sich dem Bohrer des Zahnarztes – ohne Schmerzempfindung. Leiden kommt vor ohne organischen Schmerz, es gibt sogar Schmerz ohne organische Basis (Phantom-Schmerz). Hingegen gibt es keinen Schmerz, der nicht in der Seele erlitten würde. Das heißt, *Leiden geht (dem Wesen nach) dem Schmerz voraus,* und der Schmerz ist nur der Zünder – wenn auch der wichtigste –, der das Leiden auslöst und körperlich spürbar macht.

Neben der physischen Methode zur Schmerzbekämpfung (durch Beseitigung seiner Ursachen) gibt es zwei psychologische Möglichkeiten: einmal kann man die Fähigkeit, Schmerz zu ertragen, im spartanischen oder stoischen Sinn erhöhen. Es gibt diesbezügliche psychologische Techniken. Oder man kann nach moderner Methode die Schmerzempfindung mit Hilfe von Analgetika herabsetzen. Auf diesem Weg werden wir je länger desto weniger aushalten können und uns jeder Art von Leiden immer stärker widersetzen. Der so beginnende Teufelskreis reduziert nicht etwa die Empfindlichkeit, sondern erhöht im Gegenteil die Leidensanfälligkeit, so daß Analgetika immer weniger wirksam werden. Hier setzt dann die chronische Hypochondrie sowie die Pillen- und Zerstreuungssucht unserer Tage ein. *Das pathologische Vorurteil hat Schmerz mit Leiden vermengt und uns beiden gegenüber abgestumpft.* Die Botschaft, die das Leiden uns übermitteln will, wird ausgelöscht, und unsere psychischen Schmerzen werden daran gehindert, ihren Sinn und Zweck ins Bewußtsein treten zu lassen.

Diese Überlegungen haben gewisse Analytiker dazu verleitet, jede somatische Behandlung überhaupt abzulehnen. Die so verfahren, erliegen aber ebenfalls einem pathologischen Vorurteil; sie verwechseln ebenfalls Leiden mit Schmerz. Ihre Erkenntnis des Wertes, der dem Leiden innewohnt, führt sie zu der irrigen Annahme, Schmerz dürfe nur *in extremis* gelindert werden. In ihrem Wissen um die Bedeutung des Leidens für die Erweiterung des Bewußtseins vergessen sie, daß das Bewußtsein durch den Schmerz radikal eingeengt werden kann.

Höhere Bewußtheit und Entwicklung der Persönlichkeit sind ohne Leiden nicht erreichbar. Zu diesem Schluß sind wir bei der Besprechung der Todeserfahrung gekommen. Wie viele Gelegenheiten zur Bewußtseinsentwicklung sind wohl auf Grund der idealistischen Definition der Gesundheit versäumt worden? Sehr wahrscheinlich sind wegen der mit ihnen verbundenen Ängste viele Todeserfahrungen vom pathologischen Vorurteil abgestoppt worden, in dessen Gesundheitsbild kein Raum für das Leiden ist. Daran, was eben dieses Gesundheitsbild der inneren Entwicklung des Arztes selbst angetan haben mag, denkt man ebenfalls lieber nicht.

Wenn Dysfunktion und Leiden nur pathologisch aufgefaßt werden, dann kann der Arzt seine eigene Verwundung nicht mehr spüren. Im Altertum heilte der Arzt – wie Christus – durch sein eigenes Leiden. Die niemals heilende Wunde war der Brunnen der Genesung. Das Ziel der Lehranalyse besteht nicht nur darin, die Persönlichkeit des Analytikers zu heilen, sondern auch seine Wunden zu öffnen, aus denen sein Mit-Leiden fließen kann. Aber der Arzt arbeitet nicht mehr in emotionalem Mitgehen; seine Vorliebe für wissenschaftliche Pathologie führt ihn vom Verstehen des Leidens hinweg zur Erklärung der Krankheit. Er hat auf die alte Maxime: „Arzt, heile dich selbst" verzichtet. Vielleicht liegt der Grund dafür, daß Ärzte bekanntlich schlechte Patienten sind, darin, daß sie die Fähigkeit, verwundet zu werden, verloren haben. Die Vorstellung von Gesundheit ist so verfälscht worden, daß es dem Arzt gar nicht mehr möglich ist, sich durch Eingehen auf seine eigenen psychischen Infektionen, Wunden und Ängste zu heilen. Der Logos des Leidens kann eben nicht in einem Pathologie-Buch beschrieben werden, das für seelische Erlebnisse klinische Definitionen verwendet; er gehört eher in die Gebiete von Religion, Philosophie und Psychologie.

So wenig wie Leiden mit körperlichem Schmerz identisch ist, so wenig ist Verwundung gleichbedeutend mit Verletztsein. Wenn der Analytiker seine eigenen Wunden offen hält, dann fügt er sich keinen Schaden zu. Wenn die Seelengeschichte immer und immer wieder zu grundlegenden, schmerzhaften Verwundungen, zu den zentralen Komplexen, zurückkehrt, dann hat das den Sinn, daß aus ihnen neue Bedeutungen erwachsen sollen. Jede neue Zuwendung öffnet sie und läßt die Tränen wieder fließen, und doch wird dadurch das Prinzip *primum nihil nocere* nicht verletzt. Wenn der Analytiker das nicht sieht und versucht, das Blut seiner eigenen Wunden und derjenigen des Analysanden zu stillen, um sodann festzustellen, daß dieses oder jenes Kapitel abgeschlossen sei, dann nimmt er eine medizinische Haltung ein. Die falsche Kur oder die richtige Kur im falschen Zeitpunkt schadet mehr als eine offene Wunde. Die Wunde ist, wie die Dichter es formulieren, ein sprechender Mund, dessen Botschaft der Therapeut sein Ohr zu leihen hat.

Oft wird ein Befund durch Berufung auf kollektive Normen als pathologisch erklärt. Gewisse Situationen sind aber nur pathologisch, wenn sie kollektiv auftreten. Bei Pocken zum Beispiel besteht kein Unterschied zwischen individuellem und kollektivem Auftreten, beim Selbstmord aber wohl. Der epidemische Selbstmord, wie er von Hegesias in Ägypten zur Römerzeit gepredigt worden war, mußte durch kollektive Maßnahmen bekämpft werden. Epidemische psychische Phänomene sind aber keine individuellen Akte. Wenn man für das Kollektiv gültige Normen oder Maßnahmen auf Verhaltensweisen individuellen Charakters anwendet, dann unterliegt man dem pathologischen Vorurteil.

Der Arzt muß sich von kollektiven Normen leiten lassen. Er steht nicht nur für das Leben seines Patienten ein; er ist auch dem Leben der Gesellschaft, der öffentlichen Gesundheit verpflichtet. Diese Aufgabe kann gar nicht hoch genug eingeschätzt werden. Vorbeugung ist die Grundlage der öffentlichen Gesundheit, und das pathologische Vorurteil unterstützt die Medizin in ihrem Forschen nach pathologischen Befunden im sanitärischen Bereich, in Nahrung und Drogen, in Luft und Wasser. Sodann sind kollektive Methoden zur Krankheitserkennung von entscheidender Bedeutung für die Diagnose.

Da eine subjektive Beschwerde unter Umständen nicht durch einen objektiven Befund zu begründen ist, und da der pathologische Befund sehr unscheinbar sein oder gar nicht in Erscheinung treten kann, besitzt der Arzt noch ein anderes diagnostisches Hilfsmittel außer subjektiver Beschwerde und objektivem Befund. Das ist die statistische Pathologie. Ihr Krankheitsbegriff basiert auf einer Zusammenfassung aller Merkmale, die vom Normalen abweichen. Nach ihr sind krankhafte Veränderungen nur Abweichungen von der Norm.

Abweichungen vom Normalen können nur anhand einer Definition dieses Normalen festgestellt werden. Ob etwas als Abweichung aufgefaßt wird, hängt davon ab, wo man die Grenze des Normalen ansetzt, wie weit der mittlere Teil einer Kurve ausgezogen wird. Die Hälfte der Entscheidungen, die ein praktischer Arzt täglich treffen muß, bezieht sich auf Beschwerden, die keine organischen Grundlagen haben und für die keine objektiv gegebenen Normen vorliegen. In solchen Fällen bedeuten Abweichungen von der Norm

Abweichungen von der Norm des Arztes. Der Arzt entwickelt seine Norm auf Grund seiner medizinischen Ausbildung, seiner klinischen Erfahrung, seiner laufenden Lektüre; im Hinblick auf komplexe psychologische Situationen wird seine Norm von seiner persönlichen Toleranzgrenze abhängen, vom Ausmaß seiner Angst. Im Gegensatz zum Analytiker hat er diese Normen keiner Überprüfung unterzogen. Sie bleiben als pathologisches Vorurteil zwischen ihm und den Normen des Patienten bestehen, die gänzlich anderer Art sein können.

Das Wort „normal" kommt vom griechischen *norma,* das den Winkelmesser des Zimmermanns bezeichnet, jenes rechtwinklige Instrument, welches das Ziehen gerader Linien garantieren soll. Von einem solchen Maßstab aus gesehen gibt es natürlich „Abweichungen", und alles, was nicht „gerade" oder „senkrecht" ist, gilt als pathologisch. Das Normale wird ununterscheidbar mit dem Gesunden vermengt. Die weit verbreitete Verwendung des Wortes „Abweichung" auf dem Gebiet der Politik, der Sexualität, der Technologie bestätigt den Einfluß der statistischen Norm auf das pathologische Vorurteil. Unsere Vorstellung vom „Normalen" richtet sich immer mehr nach statistischen Erwartungen aus. Was diese übersteigt oder hinter ihnen zurückbleibt, weicht von der Norm ab. Je ausschließlicher sich der ärztliche Geist von intellektuellen Maßstäben leiten läßt, um so weniger wird er in der Lage sein, psychologischen Variabeln Rechnung zu tragen. Die Evidenz medizinischer Statistiken reduziert die Toleranzgrenze und erhöht die Angst vor Situationen am äußersten Ende der Kurve, das heißt vor den individuelleren Phänomenen. Die medizinische Ausbildung lehrt nicht, wie das Studium der Geisteswissenschaften – Geschichte, Literatur, Biographie – die Bedeutsamkeit von Situationen, die von der Norm abweichen. Erwartungen, die nur auf der Statistik basieren, sind aber nicht menschlich. Wie Jung in seinem Werk „Gegenwart und Zukunft" betont hat, paßt kein einziges menschliches Wesen in eine statistische Norm. Wir sind alle krank, weil in die statistische Vorstellung von Gesundheit ein pathologisches Vorurteil eingebaut worden ist.

Das pathologische Vorurteil wirkt noch in einer andern Richtung. Es geht dabei um das, was die Franzosen die *„déformation professionnelle"* nennen. Die berufliche Ausbildung bringt es mit sich, daß man das Leben durch seine Berufsbrille sieht. Der Schreiner ist ordentlich, der Bürokrat unentschieden, der Schneider sieht die Stiche, nicht den Menschen. Man identifiziert sich mit der Rolle, die man spielt, mit der Persona, die man trägt; das außen tritt nach innen und bestimmt von dorther den Ausblick.

Für die Medizin heißt das, daß sie zuerst das Pathologische sieht. „Zuerst" heißt, daß sie das Pathologische sowohl *vor* als auch *hinter* allem sieht, das Verborgene vor dem Manifesten. So liegt zum Beispiel nach der Freudschen Auffassung hinter dem Menschen und seiner Kultur viel sexuelle Pathologie verborgen. Durch dieses Vorurteil ist die Psychotherapie und auch das tägliche Leben verzerrt worden: Freundschaft ist latente Homosexualität, und hinter jeder Kulturleistung steht Inzestwunsch, Sadismus, Analität, Penisneid, Kastrationsangst und so weiter. Nach gewissen Lehren der Existenzphilosophie stehen Ekel, Angst, Langeweile und Einsamkeit am Anfang jeder Tat. Nach der marxistischen Auffassung können alle historischen Errungenschaften auf Sklaverei, Verfolgung, Ausbeutung und Krieg zurückgeführt werden. Das pathologische Vorurteil reduziert das Beste auf das Schlechteste.

Der Grund dafür liegt in einer Vermengung der Denkmodelle. Räumliche Lokalisierung wird mit Werthierarchie verwechselt: das Erste ist das Einfachste, das Einfachste ist das Niedrigste, das Niedrigste ist das Schlechteste. Das „Letzte" wird immer im Blick nach rückwärts zu den Anfängen gesucht, beim ersten Glied in einer Kette von Ursachen. „Letztlich" sind wir alle Tiere oder Zellen oder biochemische Verbindungen. Psychologisch ausgedrückt, sind wir letztlich nur das, was wir in den ersten Jahren unseres Lebens erfahren haben. Tiefenpsychologie heißt dann Psychologie des Niedrigsten, Einfachsten, des am weitesten von hier und jetzt Entfernten. Träume werden auf ihren latenten, nicht ihren manifesten Inhalt hin untersucht. Und man nimmt an, nach Enthüllung des

Schlimmsten und Niedrigsten auch das „Letzte“ (Einfachste und Grundlegende) gefunden zu haben.

Wir sind aber letztlich auch das, was wir werden, was wir bei unserem Tode sind. In gewissem Sinn ist der Tod realer als die Geburt, denn alle Anfänge liegen dann hinter uns. Der Tod ist unmittelbar gegenwärtig; der Augenblick des Todes kann jeder Augenblick sein, und er *ist* jeder Augenblick für die in Wandlung begriffene Seele, die durch Vergehen lebt. Das Vergangene gibt kein moralisches Problem mehr auf, außer der Reue. Es gibt kein „Wie“ des Ins-Leben-Tretens, es bleibt nur das „Wie“ des In-den-Tod-Eingehens. Das pathologische Vorurteil reduziert das Geschehen im anatomischen Sinn auf seine einfachsten Elemente und betrachtet die Phänomene von ihrer Kehrseite aus.

So ereignet sich zum Beispiel der Selbstmord vorwiegend in einer normalen menschlichen Umgebung, und doch wird seine *pathologische* Karikatur zum Maßstab genommen, sein Vorkommen bei Psychotikern. Man geht ihn dort an, wo er am wenigsten verstehbar ist wo er kompliziert wird durch organische und andere endogene Faktoren, über welche die Psychiatrie ohnehin wenig weiß. Somit wiederholt sich der alte psychiatrische Trugschluß: man versucht die Seele zu verstehen, indem man ihre Abwegigkeiten untersucht. Und was man so gefunden hat, wird dann verallgemeinert. Der französische Psychiater Chavigny hat diesen Sachverhalt so formuliert: *„Jeder Selbstmord muß vom psychiatrischen Gesichtspunkt aus beurteilt werden.“* Und Eissler vervollständigt dieses Aussage: „... den Selbstmord eines Patienten zu verhüten, ist die selbstverständliche Pflicht eines Psychiaters und benötigt keine weitere Rechtfertigung oder Diskussion.“ Nach dieser Auffassung ist jeder Selbstmord der gleiche krankhafte Vorgang. Natürlich trägt der Selbstmord, wie jedes Leiden, gegensätzliche Keime in sich; jede Tat hat ihren Schatten, und Pathologisches findet sich überall. Aber das Vorurteil greift zuerst nach dem Krankhaften und findet die Wurzeln jeder Tat im Schatten.

Der Analytiker, der von diesem verworrenen medizinischen Vorstellungsbild der Tiefenpsychologie ausgeht, wird bei seinen

Patienten wahrscheinlich immerwährende Schuldgefühle vorfinden. Wie sehr sie sich auch bemühen, so scheinen sie doch nie auf den Grund ihrer Probleme zu kommen, und wenn sie jemals dort anlangen sollten, so finden sie sich in einer Unterwelt der Bestialität vor. Der Patient kann von diesem bösen Grund so lange nicht loskommen, als der Analytiker alle Ereignisse auf letzte Ursachen zurückführt und diese letzten Ursachen nur auf der niedrigsten Ebene findet. Das pathologische Vorurteil des Analytikers überträgt sich auf den Patienten und wuchert in dessen gesamter Persönlichkeit weiter. Der Schatten ist überall, und der Patient leidet unter seiner Verantwortung für all das Böse, das er in sich trägt, während doch ein großer Teil dieser dunklen Welt nur den Schatten darstellt, den das Vorurteil des Analytikers auf die analytische Beziehung wirft.

Vielleicht würde ein psychologisches Vorurteil der Medizin weniger schaden als das pathologische Vorurteil der Analyse schadet. Ein psychologisches Vorurteil würde in jedem Vorkommnis, einschließlich der organischen Krankheiten im eigentlich medizinischen Sinne, eine dunkle Seite sehen. Und diese andere Seite wäre der Krankheit unbewußter, psychologischer Aspekt.

H. J. Simon hat sich eingehend mit einer Krankheitstheorie auseinandergesetzt, die er „mitigierte Infektion“ (attenuated infection) nannte. Nach dieser Theorie leben Mensch und Mikroben in friedlicher Koexistenz und profitieren wechselseitig voneinander. Wirt und Parasit sind Teile des gleichen umfassenden Systems, d. h. die Infektion ist dauernd (mitigiert) und habituell. Wo das infizierende Agens von einem fremden System herkommt, wie bei der Tollwut oder bei Seuchen, gibt es keine natürliche Koexistenz. Aber pathogene Viren, intestinale Bakterien, Tuberkelbazillen, Staphylokokken- und Streptokokken-Infektionen gehören zu unserm Lebenssystem. Wenn man ohne zwingende Notwendigkeit gezielte Maßnahmen gegen sie ergreift – Bestrahlung, chirurgische Eingriffe, Antibiotika – dann wird der Zustand der mitigierten Infektion aus dem Gleichgewicht gebracht, die Koexistenz gestört, und daher können solche Maßnahmen Ursachen neuer Symptome und Infektionen werden. Diese sekundären Krankheiten sind sogar schon „iatrogen" – durch den Arzt verursacht – genannt worden. Weil der Arzt Infektionen immer mit Krankheit und Krankheit mit Tod verbindet, führt er den Kampf immer weiter, und am Ende vernichtet er oft gerade das, was er zu erreichen hoffte.

Die Theorie der mitigierten Infektion besagt, daß ein infizierendes Agens die notwendige, aber nicht die genügende Voraussetzung für den Ausbruch einer Krankheit ist. Die Keime sind vorhanden, die Krankheit ist es nicht. Sogar dort, wo das Agens identifiziert werden kann, ist der Ausbruch der Krankheit noch unerklärt. Allgemeine Formulierungen wie „reduzierte Widerstandskraft" und „homeostatische Unausgeglichenheit" sagen wenig aus. *Um die genügenden Bedingungen für den Ausbruch einer Krankheit zu finden, müssen wir den Wirt erforschen.* Hier könnte ein psychologisches Vorurteil weiterhelfen. Dieses fragt nämlich: Welchen Sinn hat diese Krankheit in diesem Augenblick im Leben des Patienten? Was geht im Unbewußten des Patienten und in seiner Umgebung vor? Was scheint der Zweck der Krankheit zu sein? Welchen Zustand sucht sie zu unterbrechen oder zu fördern? *Das psychologische Vorurteil geht von der Annahme aus, daß jede Krankheit einen Zweck verfolgt.* Wenn es allgemein übernommen würde, könnten ganz neue Forschungsprogramme aufgestellt werden. Während das pathologische Vorurteil Krankheiten auch dort sieht, wo keine sind und daher eine wirklich vorhandene Krankheit unter Umständen nicht erkennt, kann das psychologische Vorurteil Informationen liefern, die von der Pathologie nicht erhältlich sind.

Ein erster Schritt zur Korrektur der verzerrten Sehweise der orthodoxen Medizin wäre die Übernahme des psychologischen Vorurteils durch jeden Arzt. Dies könnte den Teufelskreis sowohl der iatrogenen wie der immer wiederkehrenden Krankheiten sprengen. Darüber hinaus könnte es den Arzt sogar dazu bringen, sich mit Psychologie zu beschäftigen, und zwar ausgehend von der Analyse seiner eigenen Persönlichkeit, seiner eigenen Wunden, mit der gleichen Hingabe, die er seinem Beruf zuwendet.

Die Theorie der mitigierten Infektion, die Gedanken von Jaspers und von Weizsäcker über die lebensgeschichtliche Bedeutung der Krankheiten, die ganzheitlichen Vorstellungen von Clark-Kennedy, Dubos und anderen Autoren rücken die medizinische Praxis in ein anderes, psychologischeres Licht. Dieses Licht ist weniger intensiv auf einen Punkt konzentriert, erhellt aber einen weiteren Umkreis. Es sieht nicht nur die affizierten Teile, sondern den Menschen in der situationsbedingten Krise seiner Krankheit. Vielleicht kann der Arzt das Pathologische überhaupt nur dadurch meistern, daß er ein psychologisches Vorurteil übernimmt, das – paradoxerweise – *gar nichts „Pathologisches" überwinden will.* Dadurch, daß die Medizin die Analyse als Laienmedizin betrachtet, hindert sie sich selbst daran, mit einem Gebiet ins reine zu kommen, das am meisten zur Lösung ihrer aktuellsten Probleme beitragen könnte: der Bedeutung der Krankheit und der Arzt-Patienten-Beziehung. Mit andern Worten: Der medizinische Praktiker könnte davon profitieren, selbst Laie zu werden; denn wenn Laie nicht-beruflich meint, dann heißt Laie Offensein. Der Arzt könnte die Vorurteile der beruflichen Haltung und das starre Modell des medizinischen Denkens verlassen, um den Rätseln des Patienten ein offenes Ohr zu leihen. Bevor nicht die Medizin die Herausforderung der Analyse annimmt und ihr Denken von der Realität des Unbewußten befruchten läßt, solange gehören ihre Ideen nicht in dieses Jahrhundert, und ihr Fortschritt wird weiterhin nur ein technischer sein – chemisch, chirurgisch, instrumentell – während ihr Geist jungfräulich verschlossen bleibt und mit seltsamen Vorstellungen von Leiden, Kausalität, Krankheit und Tod durch die weißen Spitalhallen wandelt.

10. Diagnose und analytische Dialektik

Gehört die Diagnose zu den eigentlichen Aufgaben des Arztes, wie wir sie im zweiten Kapitel zu umschreiben versuchten? Ist sie nicht vielmehr ein Hilfsmittel im *Dienste* dieser grundlegenden Aufgaben: Vorbeugung, Behandlung, Wiederherstellung – oder dem allgemeinen Ziel der Förderung des Lebens? Seit Tausenden von Jahren war die Diagnose oft rudimentär oder ganz einfach falsch – und sie ist es in manchen Weltteilen noch heute. Verschiedene medizinische Systeme beurteilen klinische Symptome auf verschiedene Art. Trotzdem konnten und können Ärzte behandeln und heilen, wiederherstellen und ermutigen, Leben fördern. Die Geschichte der Medizin zeigt, wie sehr die Diagnose in vergangenen Zeiten am Ziel vorbeischoß. Aber welche Erfolge sind trotzdem von praktischen Ärzten erreicht worden! Die Diskrepanz zwischen medizinischer Theorie und Praxis beruht zum großen Teil auf der Wirkung des Heiler-Archetyps, den wir im achten Kapitel besprochen haben.

Genau betrachtet, ist die rein wissenschaftliche Diagnose in der Heilkunst sekundär, weil die Medizin eine *angewandte* Wissenschaft ist; sie steht und fällt mit ihrer Wirkung auf den Patienten. Es kann keine reine diagnostische oder medizinische Wissenschaft geben, denn es gibt keine Medizin ohne Krankheit und keine Krankheit ohne Patient. Da es um eine angewandte Wissenschaft geht, stehen Kunst und Methode des Arztes an erster Stelle. Das Wissen des Arztes ist unter Umständen weniger bedeutsam als seine Handlungen, insbesondere als seine Fähigkeit, die Heilung zu konstellieren. Wir können also erneut feststellen: Es ist für den Arzt weniger wichtig, was er tut, als daß er überhaupt etwas tut.

In der modernen Medizin ist aber die Diagnose immer mehr ins Zentrum gerückt. Dies ist weitgehend dem Einfluß der Naturwissenschaft auf die Medizin zuzuschreiben, der sich insbesondere seit dem siebzehnten Jahrhundert immer mehr verstärkt hat. Die hohe Bewertung der Diagnose spiegelt die wachsende Bedeutung wider, die dem medizinischen Wissen gegenüber Kunst und praktischer Erfahrung beigemessen wird. Die wissenschaftliche Medizin sucht nach den Ursachen klinischer Symptome und richtet die Behandlung nach ihnen aus. Korrekte Diagnosestellung setzt Wissen voraus, und wie komplex dieses Wissen nachgerade wird, geht nur schon aus den elf Millionen Seiten medizinischer Zeitschriften hervor, die jedes Jahr veröffentlicht werden. Der Arzt wird gezwungen, sich vom Patienten weg und dem Laboratorium zuzuwenden, denn im Laboratorium kann dieses immense Wissen systematisiert und zusammengefaßt werden. Klinische Symptome werden so zu Laborberichten, das heißt, der Arzt gewinnt seine Diagnose auf Grund von Röntgen-, EEG- und EKG-Bildern, Blut- und Urinanalysen etc. Auch für die Wahl der Behandlung wendet er sich ans Laboratorium, das bestimmte Methoden ausgearbeitet hat, um den verschiedenen diagnostischen Wünschen zu entsprechen.

So nimmt der Arzt eine Art Mittlerstellung zwischen Patient und Forscher ein; er schaltet seine Persönlichkeit nach Möglichkeit aus, um den Fluß der genauen Information vom Patienten zum Labor und der korrekten Medikation vom Labor zum Patienten nicht zu stören. Die logische Folge der wissenschaftlichen Entwicklung der Medizin sind Elektronengehirne im Dienste genauester Diagnose und Medikation. Solange der Arzt die Einstellung des Physikers und dessen naturwissenschaftliches Denkmodell zu übernehmen versucht, solange muß er sich so weit wie möglich „draußen" halten und den „Schnitt" zwischen sich und dem Patienten akzentuieren. Er muß der objektive Beobachter der im Patienten ablaufenden Vorgänge bleiben, und er muß diese Vorgänge gegen subjektive Beeinflussung abschirmen. Der beste Arzt wäre demnach jener, der am wenigsten am Geschehen beteiligt ist. Auf die Psychotherapie übertragen, wäre der beste Analytiker derjenige, der nach orthodoxer Weise hinter dem Patienten sitzt, wenig spricht und seine eigene Persönlichkeit in Deckung hält.

Kommt nicht in der akademischen und klinischen Psychologie dieses Grundmuster zum Ausdruck? Tausende von diagnostischen Tests sind in den letzten Jahrzehnten entwickelt worden, um dem Praktiker genaue, laboratoriumsähnliche Informationen zu übermitteln. Das so vermittelte Wissen soll die diagnostische Klassifizierung und die Wahl der Behandlung erleichtern. Die Test-Situation ähnelt derjenigen im Laboratorium: Der Psychologe tritt so wenig wie möglich in Erscheinung. Um genaue Informationen zu erhalten, müssen alle von Sympathie oder Antipathie herrührenden Faktoren eliminiert werden. Demnach scheint Verstehen mit Wissen nicht kompatibel zu sein. Nachdem das Verstehen, das heißt das sympathetische, intuitive Beteiligtsein an der Welt des andern wegen seiner wissenschaftlichen Unzuverlässigkeit weggefallen ist, hängt die Einschätzung eines andern Menschen immer mehr von der Qualität des diagnostischen Werkzeugs ab. Kann aber diese Art des Wissenszuwachses je den Verlust des Verstehens wettmachen?

Die Konflikte, die in klinischen Equipen zwischen Psychiater und Test-Psychologen entstehen, widerspiegeln diese Verschiedenheit von Wissen und Verstehen. Wenn der Test-Psychologe den Patienten gut kennt und eine persönliche Beziehung zu ihm hergestellt hat, dann sind unter Umständen seine Beobachtungen nicht mehr objektiv genug. Sie haben nicht mehr den gleichen diagnostischen Wert.

Im Gegensatz hierzu versucht die Dialektik der Analyse die Distanz zwischen Beobachter und Beobachtetem zu überwinden. Die sich in ihr entwickelnden Bande bringen beide näher zueinander. Das tritt aber erst dann ein, wenn nicht mehr ganz klar ist, wer Beobachter ist und wer beobachtet wird. Der Patient beginnt, sich selbst und den Analytiker zu beobachten und nimmt auf diese Weise am dialektischen Prozeß teil; und der Analytiker, der sich dem im Gang befindlichen Prozeß unterwirft, ist nicht mehr der Beobachter, der eine Diagnose stellt.

Sowohl Diagnose als auch Dialektik beginnen bei Bekanntem und arbeiten am Unbekannten. Beide brauchen den Intellekt, und beide sind auf die Resonanz des Patienten angewiesen. Während jedoch die Diagnose zu Ende ist, wenn das Unbekannte bekannt und die Krankheit klassifiziert worden ist, stößt die Dialektik immer weiter ins Unbekannte vor und ist nie zu Ende. Sie entspricht dem unendlichen Prozeß der Bewußtwerdung, der alle Begrenzungen des rationalen Intellekts übersteigt.

Dieser Unterschied zwischen Diagnose und Dialektik zeigt sich auch in dem Unterschied zwischen „Kuriertsein" und „Bewußtwerdung". Mit dem Kuriertsein hört die medizinische Behandlung auf. Der Heilungsprozeß trägt seine Früchte, und alle medizinischen Maßnahmen sind Stufen zu diesem Ziel. Bewußtwerdung jedoch kommt allem Anschein nach nie zu einem festumrissenen Ziel, zu einem letzten Ergebnis, sondern sie ist ein dauernd weitergehender Prozeß. Ein Analytiker, dem als Ziel seiner Arbeit so etwas wie Kuriertsein vorschwebt, denkt medizinisch. Er hat die Natur des Komplexes, der Basis jeder analytischen Arbeit, nicht erfaßt. Es gibt keine Mittel gegen Komplexe. Sie können nicht wegbehandelt werden, denn *Komplexe sind keine Ursachen,* wenn sie auch die Determinanten des psychischen Lebens sind. Sie liegen auf dem Grund der Seele fest und sind mit ihr als energetische Zentren und Brennpunkte des psychischen Lebens *a priori* gegeben. Das medizinische Denkmodell betrachtet sie gerne als Wunden und Traumata oder als bösartige Gewächse und Fremdkörper, die im medizinischen Sinn wegoperiert werden müssen. Wenn aber die Komplexe energetische Zentren sind, dann kann der Patient nicht von ihnen „kuriert" werden, ohne in seiner Vitalsphäre geschädigt zu werden. Der Analytiker, der mit dem medizinischen Denkschema an seine Arbeit herangeht, wird die Heilung darin sehen, daß der Patient weniger „affektiv" und dafür geordneter wird, weniger vibrierend und weniger frei. (Künstler haben schon immer befürchtet, daß eine medizinisch orientierte Analyse ihre Komplexe entfernen und durch die Sterilisierung ihrer Wunden sie ihrer schöpferischen Kraft berauben könnte.) Als energetische Zentren müssen Komplexe anstatt geheilt oder abgetötet vielmehr gewandelt werden; die Dialektik betrachtet sie als sinnhafte Entelechien, wodurch sie ihre Dynamismen aktivieren und die Bewußtwerdung fördern kann.

Muß aber jede Analyse „ewig" sein, weil der dialektische Prozeß der Bewußtwerdung kein Ende zu haben scheint? Sicherlich nicht. Es heißt einfach, daß die Dialektik des *analytischen Prozesses* sich mindestens über das ganze Leben erstreckt. Dieser Prozeß ist, so seltsam das klingen mag, nicht das Resultat der effektiven Analyse zwischen zwei Partnern. Die Dialektik vollzieht sich in der Seele jedes einzelnen, zwischen dem Ich und den unbewußten Dominanten, jenen mächtigen psychischen Kräften, die den Charakter formen und das Schicksal beeinflussen. *Die Dialektik ist da, bevor die Analyse beginnt;* sie drückt sich oft in Symptomen aus und zwar immer dann, wenn sie vom Ich nicht aufgenommen und positiv weitergeführt worden ist. Die seelische Entwicklung geht durch Spannungszustände hindurch, in denen das Schwergewicht einmal beim Ich und das andere Mal beim Unbewußten liegt. Die psychische Energie verhält sich wie ein energetischer Strom, der durch die Analyse aktiviert wird. Wenn der Patient den Kontakt mit der andern Seite in sich selbst verloren hat, dann stellt der Analytiker diesen andern Pol für ihn dar. Alle abgespaltenen Kräfte im Unbewußten des Patienten treten in der Analyse ans Licht. Der Analytiker scheint sie wie ein Magnet an sich zu ziehen. Er steht für das Unbewußte des Patienten, das damit ganz im Offenen liegt, so daß sich für den Patienten alles um den Analytiker dreht und wir das haben, was wir „Übertragung" nennen. Dieser Prozeß setzt sich fort, bis der Analysand auf Grund des dialektischen Prozesses in der Lage ist, die Realitäten der Seele zu objektivieren, *ohne die Person des Analytikers dafür zu benötigen.* Er kann dann den Fortgang der Bewußtwerdung allein weiterführen und kommt vielleicht nur hie und da zum Analytiker zurück, um ein noch besonders unorganisiertes Kraftfeld seiner Seele zu bearbeiten.

Sokrates, auf den die Methode zurückgeht, verglich die Arbeit des Dialektikers mit derjenigen einer Hebamme. Seine Gegenwart hilft dem neuen Leben, das sich im Patienten entwickelt hat, das Licht der Welt zu erblicken. *Der Analytiker unterstützt einen Prozeß, der grundsätzlich dem Analysanden zugehört.* Über jeder zwischenpersönlichen Beziehung steht die intrapersonale Dialektik, die Beziehung des Ich zur unbewußten Psyche.

Der dialektische Prozeß vollzieht sich in beiden Partnern. Auch der Analytiker hat Träume, Emotionen, Symptome, und er muß mit ihnen genau so in Kontakt bleiben wie der Arzt mit der neuesten Literatur. Der Analytiker versucht auf diese Weise, der ärztlichen Maxime „Arzt, heile dich selbst!" nachzuleben und die von ihm verschriebene Medizin auf sich selbst anzuwenden. Er bemüht sich, seine eigene Bewußtheit aufrechtzuerhalten, um nicht mit jedem seiner Patienten in Unbewußtheit zu versinken. Wenn er abzugleiten beginnt, fällt er in die ihm von den Patienten bereitgehaltenen Rollen hinein. Die Patienten können dann nicht mehr zwischen ihren Projektionen und der Realität des Analytikers unterscheiden, denn dieser ist mit ihren Phantasien identisch geworden. Nur dadurch, daß er durch seine eigene Dialektik mit seinen eigenen Träumen, Phantasien, Emotionen und Symptomen seinen Stand beibehält, kann der Analytiker dem Analysanden eine Hilfe sein.

Die Analyse betrachtet den Körper, als Quelle von Symptomen und Emotionen, anders als die Medizin. Der diagnostische Standpunkt behandelt den Körper als Objekt. Er verlangt ein minutiöses Studium dieses Objekts. Hier ist der nicht-medizinische Analytiker absoluter Laie. Er ist wirklich nicht in der Lage, Herz oder Lunge abzuklopfen. Diese medizinische Unwissenheit war der hauptsächlichste Grund dafür, daß der nicht-medizinische Analytiker – auch dort, wo er sich einiges Rüstzeug in Psychiatrie zugelegt hat – als Laie betrachtet wurde. Er konnte keine Diagnose stellen; er kannte den Körper nicht.

Der Körper ist aber nicht nur Objekt, er ist auch Erfahrung. Der Körper ist sowohl „er" als auch „ich". Die Körpererfahrung geht über die Vorstellung eines „Körperschemas" hinaus.[1] Die Leiberfahrung steht hinter jeder Wahrnehmung und jedem inneren Gefühl von der eigenen äußeren Realität. Wenn der Patient seinen Körper zur Diagnose darbietet, zieht er seine Seele daraus zurück und trifft sich mit dem Arzt in der sachlich-intellektuellen Untersuchung seiner selbst auf dem Untersuchungstisch. Oder sonst kauert er sich in seiner Nacktheit zusammen und fühlt sich – ein unglückliches Opferlamm – innerlich bloßgestellt. Solche Fundamentalreaktionen zeigen den Bruch auf, den der diagnostische Standpunkt bewirkt. Der Körper wird nur Objekt oder nur Subjekt, während er in Wirklichkeit subjektives Objekt und objektives Subjekt ist. In der Analyse sind solche Körpererfahrungen – besonders das Gefühl des Getrenntseins von ihm und das Einnehmen einer beobachtenden Haltung – bedeutsam, und die Wandlung zu einer natürlichen Leiberfahrung wird angestrebt. Der Analytiker wird sich davor hüten müssen, eine diagnostische Haltung einzunehmen, die, so wertvoll sie in der Medizin sein mag, nur das weiter auseinandertreibt, was die Analyse zu vereinigen sucht.

Die Analyse wendet dem Körper ebenfalls ihre ganze Aufmerksamkeit zu. Sie leiht aber ihr Ohr dem Körper als *Leiberfahrung*. Der Leib ist das Gefäß, in dem sich der Wandlungsprozeß vollzieht. Der Analytiker weiß, daß es keine anhaltende seelische Wandlung gibt, ohne daß der Körper miteinbezogen wird. Emotionen affizieren immer den Körper, und das Licht des Bewußtseins muß vom Feuer der Emotionen belebt werden. In der Analyse auftretende organische Störungen sind symptomatisch – nicht im diagnostischen Sinn – für die Stadien des dialektischen Prozesses. Wenn man sie diagnostisch angeht und medizinisch behandelt, können sie den Prozeß unter Umständen stören. Das Auftreten von Hautausschlägen, Kreislaufstörungen, Dysfunktion innerer Organe und Beschwerden verschiedenster Art sind Anzeichen dafür, daß neue Gebiete der Leiberfahrung erschlossen werden sollen, die oft so

1 In der deutschsprachigen Literatur wird im Unterschied zum Körper als naturwissenschaftlichem Objekt vom Körperlichen im hier beschriebenen Sinne als von der Leiblichkeit oder „Leib-Erfahrung" gesprochen. Anm. d. Üb.

lange in Form von gesundheitlichen Störungen auftreten müssen, bis der Körper gehört werden kann, ohne daß er nach Anerkennung schreien muß. Der Analytiker widmet auch den Äußerungen seines eigenen Leibes die gleiche sorgfältige Aufmerksamkeit; er horcht auf die Winke, die ihm dieser zur Förderung seiner eigenen Dialektik geben will. Während der analytischen Stunden achtet er darauf, ob und wann er müde oder hungrig ist, sexuell erregt, passiv versunken, irritiert und nervös, oder ob er Symptome und Krankheitsanzeichen entwickelt. Sein Körper ist ein tönendes Gefäß. Diese Sensibilität gehört zum Körper als Leib und entspricht dem Wesen der analytischen Arbeit. Wenn auch nicht diagnostisch im medizinischen Sinn, ist diese Arbeit doch kaum als laienhaft zu bezeichnen.

Dies führt uns zur Frage, wie die Symptome vom diagnostischen und vom analytischen Standpunkt aus bewertet werden. Für den einen sind Symptome *klinische Merkmale,* für den andern haben sie *symbolische Bedeutung.* Kopf- und Magenschmerzen sind klinische Merkmale, aber auch Träger bestimmter Bedeutungen, je nach dem allgemeinen Symbolgehalt von Kopf und Magen bei einer bestimmten Person. Symptome führen dem dialektischen Prozeß in der gleichen Weise Informationen zu, wie sie der Diagnose pathologische Merkmale liefert. Anhaltende Symptome wie Stottern, wiederkehrende Geschwüre, „Raucherhusten" etc. werden in den dialektischen Prozeß einbezogen, und die Integration des Leidens erfolgt ebenfalls auf dem Weg über das Symbol.

Während die Medizin das Symptom zu heilen versucht, weil es für sie nur schlechtes Funktionieren bedeutet, erforscht die Analyse die Symptome auf ihre symbolische Bedeutung hin. Symptome sind nicht nur funktionelle Defekte. Wie alle Verwundungen stellen auch sie Beeinträchtigungen mit einem archetypischen Hintergrund dar; das heißt, sie gehören zum Menschsein; seit Urzeiten haben Menschen in dieser Art gelitten. In Biographien, Mythologien, Literatur und Volkskunde – nicht nur in der Medizin – kann Symptomatologie studiert werden. Wenn der Leidende den Zugang zum symbolischen Charakter seines Leidens findet, dann kann er darin einen Sinn entdecken. Ist dieser symbolische Charakter einmal in sein Bewußtsein eingedrungen, wird das Symptom unter Umständen nicht mehr „benötigt". Es muß dann die Aufmerksamkeit nicht mehr gewaltsam und schmerzhaft auf das alte drängende Problem hinweisen. Wenn es verschwindet, so im Gefolge der Bewußtwerdung.

Der Unterschied zwischen Diagnose und Dialektik zeigt sich auch in der Methode. Beim Suchen nach diagnostischen Merkmalen versucht der Arzt, genau zu definieren, wie hoch der Hämoglobingehalt ist usw. Der Analytiker hingegen strebt durch Erforschung des symbolischen Hintergrundes der Symptome die Erweiterung des Bewußtseinsfeldes an. Die Methode des einen heißt *Definition*, die des andern *Amplifikation*.

Die Definition hält fest, was etwas ist und inwiefern es sich von dem unterscheidet, was es nicht ist. Sie geht exklusiv vor, das heißt, sie eliminiert alles, was nicht zu ihr gehört. Je exakter und enger etwas definiert werden kann, um so besser kennen wir es. Da aber im Seelenleben vieles mehrdeutig und unser Wissen darüber noch unvollständig ist, sind scharfe Definitionen auf diesem Gebiet mindestens verfrüht. Die meisten Themen, die in der Analyse auftauchen, sind zentrale Themen jedes Lebens: Liebe, Familie, Arbeit, Geld, Emotionen, Tod; wenn man sie mit dem definierenden Messer angeht, ist die Gefahr ihrer Verstümmelung größer als die Möglichkeit, sie als klar umgrenzte Gebilde aus ihrer Umgebung herauszulösen. Definitionen gehören ohnehin mehr in das Gebiet von Logik und Naturwissenschaft, in denen man sich über die genaue Bedeutung bestimmter Ausdrücke einig sein muß und in denen Definitionen im Dienste eines geschlossenen Systems stehen. Die Seele ist aber kein geschlossenes System. Definitionen, die seelische Dinge ein für allemal festlegen wollen, sind nur irritierend. Die Amplifikation entspricht der Analyse besser, da sie die Dinge aus ihrem gewohnten, starr gewordenen Rahmen löst. Sie konfrontiert mit Paradoxien und Spannungsverhältnissen; sie enthüllt Komplexität; sie vermag sogar neue Symbole zu entwickeln. Amplifikation bringt uns näher an die psychologische Wahrheit heran – die immer einen unbewußt-paradoxen Aspekt enthält – als es der Definition mit ihrer ausschließlich bewußten Rationalität je möglich wäre.

Mit der Methode der Amplifikation nähern wir uns eher den Geisteswissenschaften und Künsten. Wir amplifizieren ein Problem dadurch, daß wir den Gegenstand der Beobachtung immer neu umkreisen. Ähnliches geschieht in der langdauernden Meditation, den Variationen eines musikalischen Themas, den Entwicklungen von Tanzfiguren oder der Pinselführung. In solchem Tun liegt ein ritueller Aspekt, denn der Kern des zu amplifizierenden Problems kann vom Bewußtsein allein nie erfaßt werden. Man beginnt im Wissen darum, daß es sich der Erkenntnis entzieht; man kann es nur immer wieder „bebrüten", es zu treffen versuchen und ihm mit verinnerlichter Hingabe begegnen. Eine solche Haltung läßt die verschiedenen Bedeutungsebenen des Problems ans Licht treten; sie entspricht der Art und Weise, in der die Seele selbst ihre Forderungen präsentiert, indem sie sich immer wieder von neuem den grundlegenden Komplexen zuwendet, um ihnen neuen Sinn zu entlocken und die Bewußtwerdung zu fördern.

Sinnerlebnis kommt nicht durch die Interpretation zustande, die oft nur eine rationale Übersetzung ist und das Unbewußte entmachtet. Sinn ist nicht etwas, das der Analytiker einem Durcheinander von Träumen und Erlebnissen beilegt. Sinn wird nicht hineingelegt, sondern herausgeholt. Sinn geht der Interpretation voraus und macht sie erst möglich; denn wenn nicht jedes psychische Ereignis potentiell sinnhaft wäre, könnte keine Interpretation „einschlagen". Sinn ist *a priori* da, und daher kann jedes Geschehen zu sinnvoller Erfahrung werden. Der Analytiker fördert diesen Vorgang auf zweierlei Weise: einmal dadurch, daß er das Wesentliche ins Blickfeld bringt und den Weg zu ihm mit allen Kräften zu bahnen sucht, und zum andern dadurch, daß er mit Hilfe der Amplifikation Erlebnisse bedeutungsträchtig werden läßt.

Zunächst stellt er Fragen wie der Diagnostiker. Die diagnostische Frage erwartet jedoch präzise, auf Tatsachen bezügliche Antworten. Wo genau tut es weh? Wann hat es angefangen? Welche Temperatur hatten Sie beim Erwachen? Nach erhaltener Information hören die

Fragen auf. Die analytische Frage hingegen erwartet keine präzise Antwort. Sie will vielmehr einen Prozeß in Gang bringen, der nach weiteren Fragen ruft und tiefer ins Leben eindringt. Der Sinn wird aus dem Unbekannten ans Licht gehoben. Dinge werden entdeckt, die man nie für möglich gehalten hätte, so wie Sokrates mit seinen Fragen dem Menon neue, unbekannte Wahrheiten entlockte. Der sokratische Stil des Fragens belebt das Suchen der Seele. Weil es sich dabei um eigentliche Lebensfragen handelt, *stellt solches Fragen das Leben selbst in Frage.* Wieder kommen wir zum Schluß, daß die Dialektik des analytischen Prozesses zum Todeserlebnis führt.

Sodann führt die Amplifikation zur Geburt neuer Symbole. Im Zug ihrer Integrierung ins Bewußtsein und der immer genaueren Formulierung ihrer Inhalte scheinen die alten Symbole mehr und mehr ihren Sinngehalt zu verlieren. Eine neue amplifikatorische Zuwendung zu ihren Ursprüngen – durch Lektüre, durch ein Erlebnis, durch einen Traum – kann jedoch einen neuen Symbolaspekt eröffnen und eine neue innere Erfahrung in Gang bringen. Ereignisse werden symbolisch erlebt; die Innenseite des Lebens (das sanskritische *suksma*) beginnt sich überall zu zeigen – ein Ziel, das in vielen geistigen Übungen zu erreichen angestrebt wird. Dadurch wird die Fähigkeit zur Integrierung echter Erfahrung erhöht. Das Vertrautwerden mit den grundlegenden Komplexen der eigenen Seele führt zur Erkenntnis bestimmter Wahrheiten über sich selbst. Dieses innere Wissen ist sowohl objektive Wahrheit als auch deren Verstehen.

Die Themen, zu denen die Amplifikation immer wieder zurückkehrt, sind nicht nur deine und meine tiefsten Wunden, sie sind die ewigen Themen der Seele überhaupt, und daher können sie niemals durch irgendeine Definition ein für allemal geklärt werden. Weil es sich um objektive, kollektive Erfahrungen handelt, an denen jeder von uns teilhat, gelangen wir durch die Beziehung zur kollektiven, objektiven Ebene unserer selbst zum Verstehen anderer Menschen. Die Lehranalyse entwickelt den Sinn für Objektivität, indem sie die Probleme des Kandidaten über die persönliche Ebene hinaus amplifiziert. Dieser kann dann andere Menschen sozusagen „von unten her“ verstehen.

Würde es sich beim Verstehen um reine „Sympathie“ handeln, dann bliebe es innerhalb des persönlichen Bereichs. Dann könnte tatsächlich nur Wissen zur Wahrheit führen. Dieser Punkt ist von größter Bedeutung. Wenn Verstehen nur die Identifizierung mit dem Standpunkt des andern wäre und nur Teilnahme an dessen persönlichem Leiden, dann wären alle Urteile über einen Fall rein subjektiv. Der Analytiker wäre dann in einem sollipsistischen Kreis von gemeinsamen Empfindungen gefangen, und es gäbe überhaupt keine Objektivität. *Die Analyse würde sich in diesem Fall kaum von irgendeiner Art persönlicher Anteilnahme unterscheiden.* Was die Analyse objektiv macht und eine Wissenschaft von der Seele überhaupt ermöglicht, ist eben dieser objektive, kollektive Aspekt der Seele. Dieser Aspekt, den jede Seele mit jeder andern teilt, besteht darin, daß unsere Auffassung und Wahrnehmung, unsere Imagination und unser Verhalten von jenen grundlegenden Vorstellungsbildern gesteuert wird, die Jung die archetypischen Grundmuster genannt hat.

Verstehen erfordert daher Wissen, *Wissen um die objektive Psyche.* Ohne diese Kenntnis des kollektiven Unbewußten gerät der Analytiker in Gefahr, grundlegende Probleme auf die persönlichen Alltäglichkeiten eines individuellen Lebens zu reduzieren. Die Dialektik wird dann zu einem oberflächlichen Dialog von Bericht und Erinnerungsschnüffelei und zu einem Austausch von persönlichen Meinungen. Individualität ist aber etwas anderes als das Sammelsurium solcher persönlichen Einzelheiten. Die Individualität der Seele beruht nicht auf Zufälligkeiten der Erziehung und der Umstände, sondern vielmehr auf der Fähigkeit jedes einzelnen, seine besondere Berufung zu entdecken, in welche diese Zufälligkeiten integriert und auf die sie bezogen werden müssen. Die Bewegung auf das hin, was man werden soll, erschließt sich durch eine Aufeinanderfolge überwältigender, sinnhafter Erfahrungen der inneren Seelengeschichte. (In seinen Studien über den *Individuationsprozeß* hat C.G. Jung die grundsätzlichen Muster und Stufen dieser Erfahrungen festgehalten, und seine Autobiographie „Erinnerungen, Träume, Gedanken“ darf als Aufzeichnung einer inneren Seelengeschichte angesehen werden.) Um den andern verstehen zu können und sein Selbstverstehen zu fördern, bringt der Analytiker die äußere Lebensgeschichte in Beziehung zur Seelengeschichte, die Alltäglichkeiten in Beziehung zu den zentralen, das Leben des Patienten steuernden Mythologemen.

Obwohl der Analytiker ein Spezialist ist, schließt sein Arbeitsgebiet, die Seele, nichts weniger als die Gesamtheit der menschlichen Natur und vielleicht noch mehr in sich ein. Die Störungen, mit denen er es zu tun hat, sind nicht nur Ausdruck persönlich-subjektiv gestörter Lebensläufe. Sie als solche aufzufassen, würde die Aufgabe des Analytikers in allzu bescheidenem Rahmen sehen, und vor allem auch wäre es für die Erfassung des Gesamtbereichs der gestörten Seele absolut unzureichend, sich ihr mit dem eng-begrenzten Scheinwerfer psycho-pathologischer Mechanismen und der Sprache der Klinik zu nähern. Die Herausforderungen, vor welche die Seele den Analytiker in der Praxis stellt, zwingen ihn zu gründlichem Studium. Wenn er nicht in Trivialitäten befangen bleiben will, muß er fähig sein, das Subjektive in einen objektiv-psychologischen Zusammenhang zu stellen. Und wenn er über seine Arbeit spricht, dann kann er dies ebenfalls nicht in sachlich-berufsmäßiger Sprache tun, ohne sich an der Seele zu vergehen. *Seine Verpflichtung übersteigt sein berufliches Spezialgebiet, denn was in seine Sprechstunde kommt, ist das Heute in seiner Gesamtheit.* Die kollektive Schicht der gestörten Seele ist die menschliche Geschichte. Sie geht jedermann an.

Der Analytiker bezieht sein Wissen weniger von der orthodoxen Medizin als von Philosophie, Ethnologie, Kunst, Religion und Mythologie, denn diese Gebiete sind Ausdrucksformen der objektiven Psyche. Aus ihnen erfahren wir, wie die Seele Leben und Tod auffaßt und erlebt. Die Aufgabe des Analytikers besteht nicht darin, Krankheiten zu heilen und die Gesundheit zu „normalisieren“, sondern sie kreist um die Fragen: „Wie lebe ich?“ und „Wie sterbe ich?“ Eine lebendige Dialektik über diese Themen bekommt von vielen

Seiten her amplifikatorischen Sukkurs. Die Geisteswissenschaften sind daran mehr beteiligt als die Naturwissenschaften, und die Medizin ist von weniger Nutzen als die Mythologie, die in ihrer bildhaften Darstellung seelischer Abläufe und Verhaltensweisen im einzelnen zeigt, wie die Psyche in ihrer ursprünglichsten Prägung die Probleme aufrollt und nach welchen Lösungen sie sucht.

Jeder Traum nimmt diese ewigen Probleme in einer ewigen Sprache auf, die sie mit den Zufälligkeiten der alltäglichen Umstände vermischt. Der Analytiker darf keine dieser Ebenen zugunsten der andern vernachlässigen, er muß vielmehr beide mit Hilfe der Amplifikation in sinnvolle Beziehung zum Träumer bringen. Einen Fuß innen und einen Fuß außen haben, heißt nicht nur wissen und verstehen, Distanz und Beteiligtsein vereinen, es heißt vor allem: *die persönliche Ebene der Psyche im Lichte des Wissens um die überpersönliche Ebene verstehen.* Dadurch wird die *Distanz von innen her* gewährleistet, eine Art symbolischen Denkens, was etwas völlig anderes ist, als einen Fuß außen zu haben und sich mit ihm auf ein medizinisches Piedestal abzustützen.

11. Hoffen, wachsen und der analytische Prozeß

„Wo Leben ist, ist Hoffnung", lautet die Maxime des Arztes. Hoffnung erhöht die Stimmung des Patienten und stärkt seinen Lebenswillen. Nie darf der Arzt diese Hoffnung aufgeben. In ihr verkörpert sich die Essenz seines Berufes.

In seiner säkularisierten, medizinischen Anwendung bedeutet der Satz: solange der Patient lebt, besteht Hoffnung auf Heilung. In Wirklichkeit bedeutet er mehr. Er stipuliert die Identität von Leben und Hoffnung. Und diese Hoffnung ist der eigentliche Lebenswille, die Sehnsucht nach Zukunft oder – nach der Definition des Lexikons: „Erwartung mit Begierde". Wie könnten wir ohne Hoffnung weiterleben? Was wäre morgen ohne sie? Nach der Maxime des Arztes könnte die grundsätzliche Antriebskraft des Menschen sehr wohl die Hoffnung sein, so wie Hoffnungslosigkeit die Atmosphäre des Selbstmords ist. Wo Leben ist, muß Hoffnung sein. Hoffnung hält uns in Bewegung. Oder, mit den Worten von T. S. Eliot:

> „Geh, geh, geh, sprach der Vogel; die Menschen
> Ertragen nicht sehr viel Wirklichkeit."

Ist Hoffnung die grundlegende emotionale Lebenskraft, dann ist sie vielleicht auch, wie Eliot antönt, ihr eigener Gegensatz, der grundlegende Trug: Erwartung und Begierde entfremden uns dem Augenblick.

Wie ist, nach den alten Sagen, Hoffnung in die Welt gekommen? In Indien gehört sie zu Maya, der Großen Göttin, die uns mit dem Rad der Illusionen in Versuchung führt. Wie Maya spinnt

Hoffnung die zahllosen Phantasien unseres Geschicks. Wir sind in ein Gewebe von Hoffnungen verstrickt; der Wille zum Leben drückt sich in Projektionen auf die Zukunft aus. In der Sprache der modernen Psychologie wäre die Hoffnung der Maya als grundlegende Emotion die projizierende Funktion der Psyche, die uns zeit unseres Lebens nie verläßt und uns immer weiter vorantreibt.

Das westliche Gegenstück zu Maya ist Pandora. Die Erzählungen über ihre Erschaffung zeigen verwandte Züge. In Griechenland schuf Zeus Pandora als lebensgroße Statue und schönbemalte Puppe – das erste „süße Verderben" *(kalon kakon) –,* von zwanzig griechischen Gottheiten mit wertvollen Gaben bedacht. In Indien entstand die Große Göttin als gemeinsames Erzeugnis des versammelten Hindu-Pantheons, um die Welt vor der Verzweiflung zu retten. In einer andern Erzählung erschien sie in Gestalt der Morgendämmerung; dann wieder wurde sie von Brahma in Gegenwart von zwanzig Gottheiten als Sati geschaffen, die Shiva aus seiner asketischen Isolierung herauslocken sollte, damit das ewige Spiel des Lebens sich in unaufhörlichem Zeugen und Entfalten fortsetzen könne. Bei Griechen und Hindus sind mit der Göttin alle Torheiten und Laster menschlicher Leidenschaften sowie alle schöpferischen Energien menschlicher Bestrebungen verbunden: Shiva und Brahma; Prometheus, Hephaistos, Zeus.

In ihrer ursprünglichsten Form wurde Pandora als großer Krug oder Gefäß dargestellt. D. und E. Panofsky weisen nach, daß dieses Gefäß in der späteren Überlieferung zur Schachtel wurde. In Pandora lagen wie in einem Gefäß alle Übel der Welt verschlossen. Als es geöffnet wurde (was unweigerlich geschehen mußte, so wie Eva die Sünde in die Welt brachte, als sie der Versuchung nach dem Verbotenen nachgab), flogen alle bösen Dinge davon, mit Ausnahme der Hoffnung. Die Erschaffung der illusionären Welt der Erscheinungen folgt in Griechenland, in Indien, im Alten Testament der gleichen Idee.

Nach Hesiods Erzählung über Pandora ist die *Hoffnung eines der Übel, die in dem Gefäß enthalten waren, und sie ist das einzige, das darin verbleibt.* Sie liegt dort verborgen, wo man sie nicht sehen kann, während wir allen anderen Übeln, Phantasien und Leidenschaften in der Welt draußen in Form von Projektionen begegnen. Durch Integrierung der Projektionen können diese wieder eingefangen werden. Die Hoffnung aber liegt innen und ist mit dem Dynamismus des Lebens selbst verwoben[1]. Wo Hoffnung ist, ist Leben. Wir können sie uns ebensowenig gegenüberstellen, wie wir das Leben objektiv erfassen können; denn Hoffnung ist der Drang, ins „Morgen" hineinzuleben, die unreflektierte Zuwendung zur Zukunft. Geh, geh, geh!

Ist nicht religiöse Hoffnung etwas ganz anderes? Im Brief von Paulus an die Römer (Kap. VIII, 24/25) lesen wir: „Durch Hoffnung sind wir gerettet; Hoffnung aber, die man sieht, ist nicht Hoffnung. Was man sieht, wozu soll man es erst hoffen? Hoffen wir aber auf das, was wir nicht sehen, so harren wir in Geduld." Hoffen ist nicht hoffen auf das, was man erwartet; man hofft nicht auf das, was man schon kennt. Solche Hoffnung richtet sich auf das Falsche. Sie ist Illusion. Um nochmals Eliot zu zitieren:

> „Ich sprach zu meiner Seele: Sei still und warte, ohne zu hoffen,
> Denn Hoffnung wäre auf Falsches gerichtet; warte ohne zu lieben,
> Denn Liebe wäre auf Falsches gerichtet; da ist noch der Glaube,
> Doch Glaube und Liebe und Hoffnung sind alle im Warten."

Die Hoffnung im religiösen Sinn meint das Opfer allen Hoffens. Ist nicht diese religiöse Hoffnung, in der das Warten alles ist, die Hoffnung der Verzweiflung, die im Angesicht der Selbstmordgefahr in Erscheinung tritt?

Was säkularisierte Hoffnung ist, zeigt sich am klarsten in der Medizin. An einer vor einiger Zeit stattgefundenen Tagung der Amerikanischen Krebs-Gesellschaft soll ein Experte ausgeführt haben, daß und weshalb der Kampf um das Leben eines krebskranken Patienten niemals aufgegeben werden darf. Er wies darauf hin,

1 In tibetanischen Medizinrollen wird der zentrale Kanal der Wirbelsäule „sushumnâ", Hoffnungsstrang, genannt. Vgl. I. Veith, „Non-Western Concepts of Psychic Function", in: „The Brain and its Functions" (ed. F. N. L. Poynter), Oxford 1958.

daß, wie groß auch die Kosten, die Schmerzen und die psychische Agonie seien, doch immer die Hoffnung bestehe, daß während einer zeitweiligen Erleichterung die medizinische Wissenschaft ein Heilmittel entdecken und das Leben des Patienten retten könnte. Die Qualität des Lebens und des Eintritts in den Tod sind von geringerem Gewicht als das wichtigste medizinische Ziel: das Leben zu verlängern. Das Leben steht nicht mehr im Dienste von etwas anderem, es ist sein eigener Maßstab geworden.

Für die wissenschaftliche Medizin ist dieser Standpunkt richtig und ausreichend. Ist er aber auch richtig und ausreichend für die Analyse? „Das Leben retten" hat verschiedene Bedeutungen: Für den Arzt heißt es in erster Linie, den Tod hinausschieben. Das ist einfach und klar. Der Wert der Verlängerung bemißt sich nach Zeiteinheiten: Jahren, Tagen, Stunden. Was der Arzt als Hoffnung bereithält, ist die *Hoffnung auf mehr Zeit,* das heißt auf eine gewisse Quantität von Leben. Und was der Arzt als Hoffnung unterstützt, ist des Patienten *Verlangen nach mehr Leben,* nicht nach besserem oder gewandeltem Leben. Wenn das Leben sein eigener Maßstab wird, dann heißt gutes Leben einfach mehr Leben, und der Tod wird zum großen Bösen. Und wenn nun das Heilmittel tatsächlich gefunden und zum Krankenbett geflogen würde, welche Hoffnung gäbe das dem Patienten? Was wäre getan worden für seine Rettung? Medizinische Hoffnung steht im Dienste säkularisierter Rettung – und so etwas gibt es nicht.

Die Medizin verbindet Krankheit mit Tod, Gesundheit mit Leben. Gaubius von Leyden (1705-1780) hat dies so definiert: „Die Medizin schützt Leben und Gesundheit vor Krankheit und Tod." Nach der modernen Medizin gibt es aber keine Evidenz für einen „natürlichen Tod", da auf Grund der Autopsien jeder Tod auf eine Krankheit zurückgeführt werden kann. Daraus ergibt sich, daß wenn wir die Krankheiten besiegen könnten, die Hoffnung bestünde, auch den Tod zu besiegen. Andererseits sind aber krankes Leben und gesunder Tod ebenfalls Wirklichkeiten. Diese Umkehrung der üblichen Verbindung der Gegensatzpaare enthüllt einen neuen Aspekt der Todesprobleme, die sich dem Analytiker stellen. Der Kampf gegen die Krankheit kann jetzt von der Angst vor dem Tod getrennt werden, denn die Krankheit ist ein Feind des Lebens wie des Todes. Krankheit stört das richtige Sterben ebensosehr wie das richtige Leben. Eine hinduistische Darstellung des Sterbens zeigt, daß Tod Gesundheit voraussetzt: Der Mensch fällt reif und intakt im richtigen Augenblick vom Baum des Lebens. In diesem Sinn könnte der Arzt die Krankheit nicht nur im Namen des Lebens, sondern auch *im Namen des Todes* bekämpfen; das Ziel wäre, dem Patienten zur Möglichkeit bewußter Reife zu verhelfen.

Bei den Eskimos nimmt der Kranke einen neuen Namen an, eine neue, kranke Persönlichkeit. Um eine Krankheit zu überwinden, muß man sie ganz wörtlich „übersteigen" oder transzendieren, das heißt aber: sterben. Die einzige Hoffnung auf Heilung liegt im Tod der kranken Person. Gesundheit setzt Tod voraus.

Vielleicht hatte Sokrates mit seinen letzten, dunklen Worten bezüglich der Opferung eines Hahns an Asklepios diesen Zusammenhang im Auge. Wenn der hahnenartige Lebensstolz, der in jeder Morgenfrühe hoffnungsvoll kräht, einmal geopfert ist, dann ist der instinktive Drang nach „morgen" aufgegeben. Dann ist Tod Heilung und Rettung (Erlösung) und nicht einfach das letzte, schlimmste Stadium einer Krankheit. Der morgendliche Hahnenschrei begrüßt auch die Wiedererstehung des Lichts. Aber der Sieg über die Krankheit und der neue Tag beginnen erst, wenn das ehrgeizige Streben danach auf dem Altar des Heilgottes als Opfer dargebracht worden ist. Die Krankheit, die durch die Todeserfahrung geheilt wird, heißt Lebensgier.

Diese Krankheit kommt in dem medizinisch-statistischen Ausdruck „Lebenserwartung" am besten zum Ausdruck. Hoffnung, „Erwartung mit Begierde", wird von der Statistik unterstützt; man hat das Recht auf eine gewisse Quantität Leben. Diese Hoffnung kann aber Arzt und Patient in eine gemeinsame Hoffnung auf das Falsche verstricken. Sie hoffen auf mehr von dem schon bekannten Leben, sie hoffen auf das Vergangene. Hoffnung dieser Art erwartet schwerlich Rettung oder sogar neues Beginnen. Sie ist regressiv, weil sie die Herausforderung des Todes sich nicht entfalten läßt; sie ist egoistisch, weil sie mehr von dem verlangt, was man schon war. Sie entspricht kaum jener Paulinischen Hoffnung, die man nicht sieht, deren erhoffte „Besserung" eine Seinsqualität ist und nicht eine Annäherung an die Normalität. Der Wunsch nach Freisein von Krankheit ist vermutlich nichts anderes als der Wunsch zur Rückkehr zu dem, was man vor der Krankheit war, zum *Status quo ante.* Wenn der Arzt sich mit dem Patienten in der Hoffnung trifft, ihn oder seine Gesundheit „wieder"-herzustellen, dann widersetzen sich beide dem Strom der Zeit, dem fortschreitenden Altern und der Realität des Todes. Ihre vereinigte Hoffnung verleugnet die Sterblichkeit allen Lebens.

Der Analytiker ignoriert oft absichtlich gewisse Symptome, die in seiner Praxis vorgebracht werden. Statt den Symptomen wendet er sich dem Leben des Patienten zu, das die Krankheit aus sich herausgestellt hat. Er geht von der Annahme aus, daß die Krankheit für das Leben des Patienten einen Sinn hat, und er sucht diesen Sinn zu verstehen. Er kann nicht in der üblichen Weise auf Heilung oder wenigstens Erleichterung von den Symptomen hoffen. Seine analytische Erfahrung sagt ihm, daß *die vom Patienten unterhaltene Hoffnung ein Teil seiner Krankheit ist.* Des Patienten Hoffnung entfaltet sich als integrierender Bestandteil seines Leidens. Sie wird oft von dem unmöglichen Anspruch genährt, grundsätzlich von Leiden befreit zu werden. Der Zustand, der die Symptome konstelliert hat, ist aber gerade derjenige, den die Symptome stören und abtöten – oder heilen wollen. Der Analytiker hofft deshalb nicht auf ein Wiederkehren des Zustandes, aus dem die Symptome und die Hoffnung auf Befreiung von ihnen erwachsen sind.

Weil Hoffnung diesen Kern von Illusion besitzt, fördert sie die Verdrängung. In unserer Hoffnung auf den *Status quo ante* verdrängen wir den gegenwärtigen Zustand der Schwäche, des Leidens und alles dessen, was daraus werden könnte. Künstlich aufrechterhaltene Attitüden von Kraft und Stärke sind heute für eine große Anzahl von Leiden verantwortlich: Magengeschwüre, Gefäß- und Herzkrankheiten, hohen Blutdruck, Stress-Syndrom, Alkoholismus, Straßen- und Sportunfälle, Nervenzusammenbrüche. Der „Wille zur Krankheit" zwingt wie der „Wille zum Selbstmord" Arzt und Patienten dazu, der Sterblichkeit ins Auge zu sehen, die sich trotz aller Hoffnung auf das Gegenteil unerschütterlich behauptet. Man kann sich sogar fragen, ob nicht die medizinische Hoffnung selbst zum Teil für gewisse wiederkehrende Krankheiten verantwortlich ist; da sie Schwachheit und Leiden nie als wirklich notwendig anerkennt, kann das Todeserlebnis seinen Sinn nicht entfalten. Innere Erfahrungen werden durch rasche körperliche Erholung ihrer eigentlich gemeinten Wirkung beraubt. *Der Mensch muß so lange immer wieder krank werden, bis die Seele das ihr Notwendige erhalten hat.* Und damit beginnt ein neuer iatrogener Teufelskreis wiederkehrender Krankheiten.

Die ärztliche Vorstellung von Gesundheit mit der ihr eigenen Art der Lebenserwartung wird der Bedeutung des Leidens nicht gerecht. Die Medizin möchte uns von ihm befreien. Für den Arzt mag es richtig sein, auf die Beseitigung der Krankheit hinzuwirken, denn für ihn ist sie ein Fremdkörper, der ausgemerzt werden muß. In der Analyse ist aber eine solche Beseitigung nicht möglich, weil, wie wir gesehen haben, die Krankheit der Patient selber ist. Die Krankheit ist nicht ein Leiden, vor dem der Patient errettet werden muß; sie ist die notwendige Bedingung der Rettung. Wenn der Patient die Krankheit ist, heißt „die Krankheit beseitigen" den Patienten selbst destruktiv abwehren. In einer solchen Situation stünde diesem als einziger Selbstschutz eine übermächtige Übertragung zur Verfügung, in der die Seele – schmeichlerisch, klettenhaft anhänglich, verführerisch – stärker als je auf ihrem Recht zum Sein besteht. Solange Heilung als „Beseitigung von" angesehen wird, solange wird ein Patient in der Analyse niemals seine Rolle als Patient aufgeben wollen.

Und doch scheint die medizinische Hoffnung in der utopischen Vorstellung zu liegen, daß es einmal keine Patienten mehr geben werde. Irgendwo, irgendwie hat der Patient immer das Gefühl, er sollte eigentlich nicht krank sein. Das Gesundheitsbild der Medizin selbst verführt uns dazu, getrieben und erschöpft am Rande des Abgrunds über unsere Verhältnisse zu leben, nur weil es die menschliche Verletzbarkeit nicht wahrhaben will. Wenn der Arzt dem Patienten empfiehlt, „es ruhiger zu nehmen", dann beraubt sein eigenes geh, geh, geh! und sein *furor agendi* diese Empfehlung ihrer Wirkung. „Es geht besser" heißt in der ärztlichen Vorstellung „man wird stärker"; Gesundheit ist gleich Kraft geworden, Kraft gleich Leben. Wir werden aufgebaut, um zusammenzubrechen und dann wieder zu dem vorherigen Zustand zusammengesetzt zu werden wie eine Maschine. Die Seele scheint sich dann nur noch in der Sprache des Arztes, das heißt durch Symptome, bemerkbar machen zu können.

Der Zustand von Schwäche und Hoffnungslosigkeit, von Passivität gegenüber den symptomatischen Manifestationen des Unbewußten ist häufig eine sehr positive Voraussetzung für den Beginn einer Analyse. Er wird subjektiv nicht als positiv empfunden, weil wir auf etwas anderes hoffen, auf etwas, was wir bereits kennen. Aber der Tod ist am Werk, und Wandlung ist wahrscheinlich. Der Analytiker ermuntert seinen Patienten, diese Zustände bewußt zu erleben, sie freundlich aufzunehmen und sogar als wertvoll anzuerkennen, denn oft muß es schlechter gehen, bevor es besser gehen kann. Wenn er hingegen mit dem Patienten auf „Beseitigung" hofft, dann hat er bereits begonnen, in medizinischer Art und Weise zu verdrängen. Es gibt Menschen, die nicht anders zu einer demütigen Haltung kommen können als über die demütigende Unterwerfung unter die Krankheit oder unter den Selbstmordversuch, das heißt auf dem organischen Weg. Die medizinische Hoffnung rückt aber sofort mit ihrem Arsenal von Rezepten an, um die „Kraft" des *Status quo ante* wiederherzustellen. Sie schickt den Patienten – „gestärkt" – wieder fort. Nachdem solche Patienten durch die Begegnung mit dem Tod bereits auf dem Weg zur Gesundung waren, schickt die Medizin sie wieder ins Leben und in die Krankheit zurück.

Der Analytiker beurteilt Abhängigkeit, Passivität und Hoffnungslosigkeit in einem andern Licht; er geht von seiner eigenen Machtlosigkeit aus. In der ersten Stunde muß er gestehen, daß er keine Diagnose stellen kann, die Ursachen der Beschwerden nicht kennt und nicht weiß, ob er behandeln oder heilen kann.

Er gibt zu erkennen, daß er dem Leiden in gewissem Sinne passiv gegenübersteht. Er hat seine Erwartungen in bezug auf das Leben seiner Patienten aufgeben müssen und wenig anzubieten, was deren Hoffnung nähren könnte. Wenn er auf etwas hofft, dann auf das Unbewußte, Unbekannte, das durch die analytische Dialektik vielleicht ans Licht treten wird; das aber ist die Hoffnung auf das, „was wir nicht sehen". Diese Haltung ist im Kapitel „Angesichts der Selbstmordgefahr" im einzelnen dargelegt worden.

Ähnliches wie für die Hoffnung gilt für die Idee des Wachsens. Der Arzt ist in Biologie ausgebildet worden. Sein Entwicklungsmodell ergibt sich aus seinen Studien über Evolution meist nichtmenschlicher Arten. Er erkennt Entwicklung an größerer Gestalt, differenzierterer Funktion, gesteigerter Lebensfähigkeit, Annäherung an die Norm einer bestimmten Art; bei höheren Lebensformen erkennt er die Reife an der Fähigkeit der Reproduktion des Lebens. Genetik, Biochemie, Histologie, Embryologie haben dem Arzt seine Grundkenntnisse über das Wachstum vermittelt.

Wo dieses Modell auf den analytischen Prozeß der seelischen Entwicklung übertragen wird, werden gewisse grundlegende Phänomene mißverstanden. In der Freudschen Psychoanalyse wirkt sich auch in dieser Beziehung der Einfluß ihres medizinischen Ursprungs aus. Die Freudsche Analyse ist grundsätzlich zu Ende, wenn der Patient seine richtige sexuelle Anpassung gefunden hat. Freudianische Analytiker nehmen kaum je Analysanden von über 45 Jahren an. Ihre Vorstellung von Entwicklung unterliegt dem biologischen Denken. Die biologische Fähigkeit zur Prokreation wird auf die Psyche übertragen und zu einem Kriterium für „Reife" gemacht. Müssen aber biologische und psychische Fähigkeit zusammenfallen?

Sogar die Idee des Schöpferischen, dieses so sehr erstrebten Ziels vieler Analysanden, ist nach biologischen Vorstellungen von Potenz und Fortpflanzung gebildet. Da die Erzeugnisse der Natur physisch sichtbar sind, wird auch das Schöpferische als ein reproduktiver Akt mit faßbarem Ergebnis – ein Kind, ein Buch, ein Monument – aufgefaßt, dessen physisches Leben das Leben des Erzeugers überdauert. Das Schöpferische kann jedoch auch in der unstofflichen Form eines guten Lebens, einer schönen Tat oder in andern Tugenden der Seele wie Freiheit und Offenheit, Stil und Takt, Humor und Güte bestehen. Die Fähigkeit, in sich selbst Gutes zu erschaffen, zählte für Philosophie und Religion von jeher zu den wichtigsten Gütern. Die Geistesgeschichte legte dieser Art des Wachsens größere Bedeutung bei als dem physischen Wachsen. Es kann vorkommen, daß das biologische Modell der Schöpferkraft und des naturhaften Wachstums zugunsten einer inneren Reifung geopfert werden muß. Wachstum der Seele setzt jedoch keineswegs die Übertreibungen der Märtyrer und Asketen voraus. Erinnern wir uns nur daran, daß zum Schöpferischen Spontaneität und Freiheit gehören und daß *schöpferisch sein nicht nur „viel produzieren" im physischen Sinne heißt.* Der Patient hat das Bedürfnis, zu „wachsen" und „schöpferisch zu werden". Und ein guter Teil der Psychotherapie wird durch die Vorstellung vereitelt, jedermann müsse normal (geheilt) sein oder werden, d. h. Kinder haben und „etwas tun", oder er müsse durch Schreiben, Malen oder „etwas hervorbringen" schöpferisch werden. Wenn der Analysand vom Schöpferischen im Sinne des Produktiven spricht, dann findet er im medizinischen, dem biologischen Wachstumsmodell verpflichteten Analytiker ein empfängliches Ohr. (Für den Mediziner ist diese Einstellung absolut korrekt, denn wie wir gesehen haben, ist die Wurzel des Wortes „physician" für Arzt *bhu,* das heißt wachsen, produzieren).

Diese Vorstellung von „Wachstum" verrät die gleichen Erwartungen wie diejenige von „Hoffnung". Sie sieht im analytischen Prozeß vor allem ein Streben nach *Zuwachs an Persönlichkeit.* Der Analytiker, der die Dinge in dieser Weise sieht, hofft darauf, daß sein Patient immer abgerundeter, besser angepaßt, erfolgreicher und produktiver werde. Oder, wenn er mehr nach der introvertierten Richtung neigt, daß der Analysand eine reichere, differenziertere Subjektivität im Sinne der „Erweiterung des Bewußtseins" erlange. Ob extra- oder introvertiert, meint Wachstum in diesem Sinne immer Zuwachs; die vorgestellten Ziele sind vom biologischen Denken geprägt. Der Analysand stellt sich sein Wachsen auf der

Linie des biologischen Denkmodells vor, und der auf diesem Boden stehende Analytiker läuft Gefahr, Wachstum nur nach den Normen der evolutionären Prozesse zu beurteilen. Solche Vorstellungen von Entwicklung passen aber besser auf ein heranwachsendes Kind als auf einen Erwachsenen, für den Zuwachs an Größe und Lebensfähigkeit, Fortpflanzung und Annäherung an die Norm nicht mehr die eigentlichen Ziele sind. Wachstum nur als Zuwachs aufgefaßt, Wachstum ohne Tod, widerspiegelt die Sehnsucht nach einer liebenden Mutter mit ewig fließenden Brüsten. Die Vorstellung vom Schöpferischen im Sinne expansiver Produktivität trägt die Phantasien allmächtigen phallischen Ehrgeizes in sich. Wer solche Ziele im späteren Leben aufrechterhält, auch wenn sie jetzt auf die „psychische Entwicklung" und auf das „Schöpferische" übertragen werden, zeigt, daß er nicht „alles Kindische abgelegt" hat. Das Unreife strebt nach Reife. Und ist es nicht charakteristisch für das Jugendalter, Wachstum und Schöpferkraft in proteusartigen Bildern des „Werdens" zu sehen? Hoffnung und Wachstum sind, wie die Jugend, grün. Der kreative *furor agendi* kann, wenn er durch falsch verstandene Bilder des Wachsens unterstützt wird, eine echte psychische Entwicklung verhindern. Der Analytiker muß daher das Phänomen des Wachsens von einer ganz andern Warte aus verstehen.

Das Schöpferische der Analyse braucht nicht über den Rahmen der Analyse an sich hinauszugehen. Es muß nicht etwas anderes produzieren. Das Schöpferische ist in der analytischen Stunde anwesend. Die analytische Beziehung – eine Beziehung, an der gemeinsam gearbeitet wird – ist die Grundform jedes gemeinsamen Schöpferisch-Seins. Andere schöpferische Akte mögen in der Einsamkeit geleistet werden, wie Malen und Schreiben, oder in Gruppen, wie die darstellenden Künste. Aber in der analytischen Situation erschaffen grundsätzlich zwei Menschen sich gegenseitig. Liefert nicht vielleicht die analytische Situation sogar das grundlegende Vorstellungsbild für das Schöpferische jeder menschlichen Beziehung, in der das fruchtbare Zusammenspiel die Leistung ist, aber die Leistung nicht im Dienste der Frucht steht?

Der analytische Prozeß besteht aus Wandlungsstationen auf dem Wege zur Individualität; er führt dazu, sich selbst zu werden. Aus der empirischen Beobachtung dieses Prozesses könnte man schließen, daß die Individualität die Norm für die Gattung Mensch darstellt. Das ist paradox, weil Individualität immer von der Gattung abweicht und alle statistischen Erkenntnisse Lügen straft. *Der Analytiker unterstützt also ein Wachstum, das auf das Nicht-Standard-Gemäße und „Ex-Zentrische" hinstrebt.* Er muß Standpunkte einnehmen, wie zum Beispiel beim Selbstmordproblem, die den Normen für die biologisch aufgefaßte Gattung diametral entgegengesetzt sind.

Wachstum der Seele kann sogar direkt von Anpassung und Differenzierung im biologischen Sinn wegführen. Es kann sein, daß eine junge introvertierte Ehefrau oder ein junger Mann, für den Fühlen wichtiger ist als Denken, nach der Analyse zurückgezogener leben und weniger fähig sind, die Welt um sich herum zu „meistern". Solche Menschen müssen jedoch zuerst werden, was sie sind, und dürfen sich nicht von Anfang an einer Welt anzupassen suchen, die inadäquate Ansprüche an sie stellt. Auf lange Sicht gesehen, sind sie vielleicht sogar besser adaptiert, aber die Stufen zu dieser Anpassung weichen völlig von der üblichen biologischen Vorstellung von Wachstum ab. Der Analytiker kann unter Umständen sogar in gewissen klinischen Extremsituationen wie autistischer Abwendung von der Umwelt und übermäßiger Abhängigkeit ein Wachstumsphänomen erkennen. Die Seele kann unsichtbare Entwicklungen durchmachen, und ihre Manifestationen können als im Gegensatz zur Welt, zum Leben und zum Körper stehend erscheinen. Wir müssen die alte Vorstellung vom gesunden Geist im gesunden Körper revidieren. Wenn wir von einem reichen Leben sprechen, meinen wir damit nicht immer auch eine erfüllte Seele. Unter Umständen kann ein „reiches" Leben mit innerer Leere einhergehen, genauso wie jemand, dem man eine reiche Seele zuspricht oder der als guter Mensch gilt, keinen Tag seines Lebens bei guter Gesundheit im medizinischen Sinne verbracht haben mag.

Das biologische Ziel der Erweiterung und Differenzierung muß unter Umständen der Konzentration geopfert werden. Es gibt begabte junge Menschen, für die sich in der Analyse der Horizont mit all seinen leuchtenden Möglichkeiten verengt. Die Entwicklung des Bewußtseins verlangt Ausdauer und Ausschließlichkeit. Konzentration auf sich selbst und sein Geschick führt zu einer Verengung der Sicht und zu einer Intensivierung der Emotionalität. Das entspricht aber in keiner Weise dem Modell der biologischen Differenzierung oder der Lebensfähigkeit eines wohlabgerundeten Menschen, der alle seine Fähigkeiten ausspielen kann.

Analyse ist eben nicht dynamische Psychotherapie. Das Wort „Psychodynamik" selbst verrät schon eine hoffnungsvolle, auf Wachstum ausgerichtete Weltanschauung. Die Analyse führt oft zu Situationen, in denen die Dynamismen des Wechsels abfallen und Stabilität eintritt. Die Alchemisten nannten diese Stabilität den „Stein"; er erhielt seinen Wert nicht von seiner Fähigkeit zu wachsen und anders zu werden, sondern davon, immer und einfach derselbe zu sein. Die Einfachheit dieses Zustandes hat nichts Pessimistisches an sich; sie lastet nur schwer auf optimistischen Erwartungen.

Wachstum im analytischen Sinn kann eine Entwicklung von der Welt weg bedeuten. In der Analyse zeigt sich eine solche Tendenz in Bildern von Verlieren, Verlassen und Sterben. So viel aber wegfällt, so viel kommt hinzu. Wenn Illusionen verarbeitet werden, ist das Verbleibende oft geringer als das Erhoffte, denn sich selbst werden heißt konzentriert werden auf das, was man ist – jener Kloß aus Lehm und Erde –, so wie sich selbst lieben heißt, sich in seiner begrenzten Realität, damit aber auch in seiner Einzigartigkeit, annehmen. Die analytische Entwicklung scheint besonders bei älteren Leuten von dem Sichtbaren wegzuführen zu dem hin, was man nicht sieht. (Wiederum: ist es nicht das Kind, das uns alles zeigen muß?) Die Frage nach greifbaren Ergebnissen verliert oft an Gewicht, je drängender die analytische Arbeit wird. Die schöpferische Kraft ist dann völlig auf die Erreichung der inneren Ganzheit gerichtet. Wir haben hierüber weiter oben gesprochen, als wir den feinstofflichen Körper oder den unsterblichen Diamantleib erwähnten und vom Aufbau des eigenen Todes sprachen. Eine solche Art des Wachsens und der schöpferischen Leistung kann nicht mit biologischen Maßstäben gemessen werden; sie entspricht weit eher den Formen geistiger Entwicklung in Religion, Mystik und Philosophie.

Die Analyse wird daher besser als qualitative Verfeinerung denn als quantitatives Wachstum umschrieben. Wie Jung eingehend dargelegt hat, stellt die Alchemie das überzeugendste Bild dieser Entwicklung dar. Sie zeigt, wie das Erz (unsere allgemeine Substanz) eingeschmolzen wird, um zu wertvollem Metall zu werden; Flüssigkeiten (unsere unbestimmten emotionalen Ströme) werden zu einem Tropfen kostbarer Essenz destilliert; feste Massen (die amorphe Anhäufung unserer Erfahrungen) werden auf ihre Elemente reduziert. Das Verschiedene wird getrennt, die Schlacke wird entfernt. Feuer und Salz (unsere heißen und bitteren Erfahrungen) brennen Überflüssiges weg und geben den echten Werten Beständigkeit. Das zu Grobe wird fein, das zu Schwere volatil, das allzu Merkuriale durch Blei beschwert und das zu Trockene durch Regen befeuchtet. Die im Herbst eingebrachte Frucht scheint geringer als das stehende Korn des Sommers. Die analytische Arbeit zielt auf das Erscheinen der geringeren Persönlichkeit im religiösen Sinn, nach dem Wachstum nach unten und nach innen zu weisen scheint sowie nach rückwärts zu den Ahnengeistern und keimenden Samenkörnern, von denen wir unsern Ursprung nahmen. In der Sprache der Alchemisten ist der analytische Prozeß ein *opus contra naturam,* ein Werk gegen die Natur. Die Ontogenese der Seele rekapituliert höchst selten die biologische Phylogenese, auch wenn unser Intellekt biologische Bilder für ihre Beschreibung heranziehen muß. Psychisches Wachstum steht daher paradoxerweise im Gegensatz zum natürlichen Leben, wenn „natürliches Leben" allzu naiv aufgefaßt wird. Die Seele wächst durch den Tod hindurch, dieses mächtigste *opus contra naturam.* Vielleicht geht es überhaupt nicht um Wachsen, sondern um das, was Buddha in seinen letzten Worten aussprach: „Alles Gewordene unterliegt der Auflösung. Wirke dein Heil mit Hingabe."

So wie Hoffen und Wachsen keine adäquaten Bezeichnungen für das analytische Geschehen sind, so sind auch deren Gegensätze, Verzweiflung und Tod, unbefriedigende Metaphern. Solange wir allerdings die Analyse nur als einen Besserungsvorgang ansehen, genügt jede Vorstellung von Verfeinerung, Wandlung, Hoffnung und Entwicklung. Diese führen aber in die Irre, wenn sie einen Menschen gegen *direkte Erfahrung* abschirmen. Direkte, unmittelbare Erfahrung, die einzige Nahrung der Seele, ist das Herzstück der Analyse, denn sie ist der Quell der Bewußtwerdung. Verfeinerung, Wandlung, Wachstum und Entwicklung setzen Momente direkter Erfahrung voraus, die in zerschmetternder Intensität den Prozeß einer nur additiven Anhäufung zunichte machen.

Prozeß wird leicht mit Fortschritt verwechselt, Fortschritt verschleiert leicht die Bedeutung des Augenblicks. Jeder Augenblick kann der Augenblick des Todes sein; daher ist der ganze Prozeß immer auf das Jetzt konzentriert. Er spielt nicht an einem andern Ort oder in der Zukunft, sondern hier und jetzt, in jedem Augenblick intensiv-emotionaler Bewußtheit.

Wir wissen wenig über das Bewußtsein. Nach all den Jahrtausenden menschlichen Lebens auf dieser Erde können wir noch nicht sehr viel über diesen zentralen Aspekt des psychischen Lebens aussagen. Wir besitzen zuverlässige Hypothesen über seine physiologischen Grundlagen und nervlichen Zusammenhänge. Wir haben guten Grund für die Annahme, daß Bewußtsein Energie verbraucht, daß sein Zustandekommen psychologische Spannung benötigt und daß es verknüpft ist mit dem, was wir Realität nennen. Umgekehrt brauchen wir das Wort unbewußt dort, wo eine Verzerrung oder ein Nichtwahrnehmen der Realität vorliegt. Allem Anschein nach wird *das Bewußtsein durch intensives Realitätserlebnis aktiviert.*

Diese Annahme scheint auch den meisten geistigen Übungen zugrunde zu liegen, die das Bewußtsein dadurch zu entwickeln trachten, daß sie die Aufmerksamkeit wie in einem Brennspiegel auf einen Punkt konzentrieren. Diese Aufmerksamkeit ist nicht nur intellektueller Art. Sie ist ein gesammeltes Dabeisein, ein Warten oder Horchen auf die Stimme der Wirklichkeit, wofür der Buddha eine bildliche Metapher ist – mit seinen übergroßen, aufnahmebereiten Ohren, die ganze Seite seines Hauptes gleichsam geöffnet. Die Analyse belebt das Bewußtsein durch kühne Konfrontierungen mit der Realität; das Paradigma hierfür ist das gemeinsame Ins-Auge-Fassen und Ernstnehmen der Realität des Todes durch Selbstmord. Der Weg zu dem Ort, an dem alle Schleier fallen, wird durch unzählige Bilder über die Entwicklung des Bewußtseins dargestellt: als Wandern durch die ausweglosen Alleen und Windungen eines Labyrinths; als Pilgerreise über Inflation, Depression, Widerstände und Hindernisse; als Abschälen der äußeren Hüllen, eine nach der andern, der Kabbalistischen Zwiebel, und andere mehr. Wie immer das Bild aussehen mag, das Ziel ist immer die direkte Erfahrung der Wirklichkeit, der Dinge so wie sie sind. Mystische Bewußtheit, sogar die durch Drogen hervorgerufenen Visionen Huxleys zielen auf diese lebendige Durchdringung hin, in der die Trennung zwischen subjektiver Wahrnehmung und objektiver Natur verschwindet. Leben und Imagination vereinigen sich in der synchronistischen Erfahrung des Augenblicks.

Umwege, Mauern und Schleier sind die Systeme, die wir zur Verhinderung des direkten Kontakts aufgebaut haben. Sie sind das Gewordene, das Wachstum verhindert, die Kruste, welche die Sensibilität vor unmittelbarer Exponiertheit schützt. Denn *Unmittelbarkeit ist das große Tabu,* und an die Stelle wirklicher Erfahrung tritt deren Stellvertretung. Die Nahrung der Seele wird fertig verpackt abgegeben. Der Mensch fühlt sich nicht mehr im Zentrum des eigenen Lebens, sondern irgendwo außerhalb als Zuschauer oder beobachtend Beschreibender. Er ist zur Figur in einem Film geworden, der Autor seiner eigenen Erinnerungen, ein Stück des familiären Phantasiegewebes, das die aus der Verzweiflung der andern geborenen Hoffnungen erfüllt. Die Mutter lebt das Leben über ihre Kinder und der Vater über seine Organisation. Der sexuelle Kontakt wird zum Zwang, wenn andere Möglichkeiten nackter Unmittelbarkeit versiegen. Die Seele, die sich in einfacher Beredsamkeit einer andern in ihrer Blöße hingeben möchte, zwingt nur den Körper in sinnlosen Ehebruch. In subtiler Art wird durch die Psychologie selbst Erfahrung anderer als „direkter" Art vermittelt: durch ihre „Helden" und deren Bilder und Leben, ihre Techniken und Begriffe. Der Mensch wird zum Bericht über einen Fall; dem Lehrbuch entnommene Begriffe werden in einem Prozeß der Selbstanalyse abreagiert und die noch vorhandenen Reste emotionaler Spontaneität zu Staub zerrieben. Sogar die an sich wertvollen Freizeitbeschäftigungen und sozialen Pflichten, Hobbies aller Arten wie auch die „höhere" Beschäftigung mit Religion, Kunst und dem Idyll persönlicher Liebe *können direkte Erfahrung verhindern;* das Leben wird dann zu dem, was die Jungen hohl und verlogen nennen, weil sie sich die Fähigkeit zur Unmittelbarkeit bewahrt haben und sich leidenschaftlich dagegen wehren, daß ihre lebensstarken Visionen in die vorfabrizierten Käfige erwachsener Verhinderungssysteme eingesperrt werden. Deshalb nannten wir die Analyse einen fortlaufenden Zusammenbruch und brachten sie in Beziehung zum schöpferischen Prozeß. Sie muß sich als Bilderstürmerin bewähren. *Sie vollzieht sich im Zerbrechen der Gefäße, in denen die Erfahrung gefangengehalten wurde, sogar des Gefäßes der Analyse selbst.*

Von allen solchen Gefäßen ist das medizinische für den Analytiker am verlockendsten, und zwar nicht zuletzt deshalb, weil es die Erwartungen des Patienten in so ansprechender Weise unterstützt. Wenn wir nach Wachstum Ausschau halten und auf die nächste Stunde hoffen, kann das unerledigte Geschäft *dieser* Stunde an der Entfaltung verhindert werden. In der Analyse gibt es nur das numinose Jetzt; Vorstellungen von Wachstum und Hoffnung führen von ihm hinweg. In diesem Augenblick gilt nur Kühnheit, möglicherweise bis zu dem Punkt, an dem die therapeutische Geschicklichkeit im medizinischen Sinn der menschlichen Direktheit und dem Risiko des emotionalen Ausbruchs weicht. Hier sind wir nackt und dem Patienten in keiner Weise überlegen.

Das einzige Instrument des Analytikers zur Intensivierung des Bewußtseins in der analytischen Stunde ist seine eigene Person. Daher haben Analytiker ihre eigene Analyse stets als wichtigste

Voraussetzung für ihre Arbeit angesehen; die Nicht-Analysierten sind Laien. Träume, Assoziationen, äußere Ereignisse mögen ihm zu Hilfe kommen, aber sie können vom Patienten auch als neue Verschleierungen und Abwehrmechanismen gegen die direkte Erfahrung benutzt werden. Dies macht die faktische Begegnung so wichtig, denn in ihr ist der Analytiker nicht lediglich der Spiegel des Patienten. Er konfrontiert ihn mit seiner eigenen Reaktion. Der Patient ist dieser Reaktion wegen gekommen. Er sucht im Grunde weder Wachstum, noch Liebe, noch Heilung, sondern Bewußtheit in der Realität der Gegenwart. Die gegenwärtige Begegnung verlangt, daß die Partner intensiv aufeinander bezogen sind, daß sie „ganz da" sind in einer Art „totaler Gegenwart". Im Hinblick auf die physische Basis des Bewußtseins kann diese Situation nicht allzulange aufrechterhalten werden. Im sechsten Kapitel haben wir bereits ausgeführt, daß dieses totale Beteiligtsein der ontologische Grund der analytischen Arbeit ist, denn analytisch anwesend sein bedeutet auch die Anwesenheit des analytischen Seins.

Der Übergang von der Couch zum Sessel, das heißt der Weg von Freud zu Jung, zeigt die Verschiebung vom diagnostischen und mittelbaren Standpunkt zum dialektischen und unmittelbaren. Die veränderte äußere Situation geht mit einer veränderten inneren Position parallel, mit einem andern Sinn von „In-Analyse-Sein". Der im Sessel sitzende Patient sieht nicht mehr mit dem medizinischen Auge auf sich selbst herab als ein Objekt der Diagnose und Behandlung. Der Wechsel von Couch zu Stuhl drückt die Verschiebung des Brennpunktes im Patienten aus, die Verschiebung von der Frage „Was habe ich?" zu der Frage „Wer bin ich?". Das aufrechte Sitzen konzentriert uns auf uns selbst, verweist uns auf die innere Wirklichkeit, auf das, was wir sind, Angesicht zu Angesicht, im Spiegel des Gegenübers unausweichlich mit uns selbst konfrontiert, ohne die Möglichkeit stellvertretender Erfahrung. Da gibt es keine freie Assoziation mehr, in der Hoffnung, es möge etwas Neues auftauchen, kein Warten auf etwas anderes. Statt dessen die Stetigkeit dessen, was man ist – jetzt. Wir erfahren das Unwandelbare unter dem Strom der Veränderungen. Die Stetigkeit und

Unwandelbarkeit wurde von den alten Griechen das Sein genannt, und es ist die Stetigkeit des persönlich Einzigartigen, welche die Alchemisten in das Bild des „Steins" gefaßt haben. Hier, an diesem festen und doch verwundbaren Punkt, gibt es weder Hoffnung noch Wachsen noch irgendein Werden, sondern nur das, was jetzt ist und das – *Deo concedente* – so klar und rein ist wie Kristall.

Der Prozeß als erlebte Folge einzigartiger Augenblicke der Klarheit und höchster Bedeutsamkeit wird von der Seele häufig im Bild einer Halskette aus wertvollen Steinen imaginiert. Die Überlieferung hat im Hinblick auf diese kristallinischen Augenblicke vom Aufbau des Diamantleibes gesprochen. Die Bedeutung des analytischen Strebens nach seelischer Verankerung der unzerstörbaren Bewußtseinswerte für unsere Themen, Tod, Unsterblichkeit und Aufbau des Diamantleibes, wird aus diesen Zusammenhängen ersichtlich.

Muß hieraus nicht geschlossen werden, daß der Patient, der uns aufsucht, um irgendein psychologisches Problem zu lösen, im Grunde das Problem seiner Seele zu lösen sucht? Seine Probleme lösen heißt seine Seele lösen oder erlösen. Das aber hat die Überlieferung schon immer Rettung oder Erlösung genannt. Hinter allem Drängen nach Wachstum und Entwicklung, nach Schaffen und Produzieren, nach Hoffnung auf mehr Kraft, mehr Leben und mehr Zeit, hinter dem geh, geh, geh! steht der Drang nach Rettung der eigenen Seele auf jedem nur möglichen Weg, allen Hindernissen zum Trotz, mit Hilfe von Zen, Freud oder Jung. Wenn wir in der Analyse die direkte Erfahrung ermöglichen, dann erfüllen wir die Forderung des Buddha: „Wirke dein Heil mit Hingabe!"

12. Ärztliches Geheimnis und analytisches Mysterium

Wir wenden uns nun der Frage zu, ob das analytische Geheimnis aus dem ärztlichen Geheimnis hervorgehe, das erstmals im Hippokratischen Eid wie folgt niedergelegt worden ist: „Was ich in meiner Praxis sehe oder höre oder außerhalb dieser im Verkehr mit Menschen erfahre, was niemals andern Menschen mitgeteilt werden darf, darüber werde ich schweigen, in der Überzeugung, daß man solche Dinge streng geheimhalten muß." Wenn ein anderer als der medizinische Grund für das analytische Geheimnis aufgewiesen werden kann, dann haben wir mit einem weiteren Argument gegen die „Laien-Analyse" aufgeräumt.

Das ärztliche Geheimnis ist ein hohes ethisches Prinzip. Es wahrt die Würde der Person und adelt gleichzeitig die Krankheit, die es als dem Schicksal des Menschen zugehörig betrachtet, als Teil seiner Tragödie und als etwas, das respektiert werden muß. Wo Gesundheit und Krankheit als Zeichen des Auf und Ab des Schicksals verstanden werden, ist es unbedingt notwendig, daß der Arzt über die Angelegenheiten seiner Schutzbefohlenen Schweigen bewahrt. Ohne die medizinische Ethik wäre die Medizin kaum vorstellbar. Wer würde den Arzt in seine schwächsten und unappetitlichsten Seiten Einblick nehmen lassen, wenn dieser auf offenem Markt Geschichten aus dem Krankenzimmer erzählen würde? Und doch mag das ärztliche Geheimnis trotz all seiner Ehrenhaftigkeit zuweilen nur eine programmatische Art von Geheimnis sein.

Dies liegt in seinem Charakter als Vorschrift, und Vorschriften werden in jedem Fall gleich gehandhabt. Auf Grund des ärztlichen Geheimnisses besteht die Gefahr, daß *die individuelle Beziehung zwischen Arzt und Patient außer acht gelassen wird,* so daß sich der Patient tatsächlich „in der Hand des Arztes" oder „unter dem Messer des Chirurgen" befindet. Der Arzt beginnt nicht damit, sich mit dem ihm begegnenden Menschen zu identifizieren, jedenfalls nicht der moderne Arzt, aus all den oben besprochenen Gründen. Die Vorschrift des ärztlichen Geheimnisses dient dazu, *den Patienten zu schützen;* denn der Arzt hat nicht das Gefühl, daß der Fall ihn persönlich berührt. Er spürt nicht, daß das ärztliche Geheimnis auch den Arzt schützt, und daß er, wenn er einen Fall präsentiert, auch sich selbst in gewisser Weise exponiert. Wäre der Arzt in der gleichen Weise wie der Analytiker am therapeutischen Prozeß emotional beteiligt, dann bestünde nicht die gleiche Notwendigkeit für die Aufstellung einer Geheimhaltungspflicht. Dann würde er sich von innen her genötigt fühlen, über die Seele seines Patienten ebenso zu schweigen wie über seine eigene. Diskretion müßte nicht durch die Vorschrift erzwungen werden; sie würde sich auf natürliche Weise ergeben.

Eine Vorschrift wird von außen verfügt, wenn der natürliche Sinn für Diskretion verlorengegangen ist. In der Antike hatte der Hippokratische Eid religiöse Aspekte, die von der modernen Medizin daraus entfernt worden sind. Was bleibt, ist ein starres Skelett, ein ethisches Prinzip ohne transzendente Vitalität. Der Arzt sagt: „Sie können mir alles sagen, alles zeigen, denn auf Grund meines Eides werde ich es nicht weitertragen." Der Arzt sagt aber nichts über sich selbst und darüber, wie er die seelischen Enthüllungen des andern aufnimmt. *Ein geteiltes Geheimnis erzeugt Intimität, und die erste Person, mit der es der Patient zu tun hat, sind nicht „die andern", sondern ist der Arzt selbst.* Ist er würdig, so tief in mein privates Leben hineinzublicken? Ist er fähig, mit den verlangten und gegebenen Enthüllungen richtig umzugehen? Der Patient kann dies nicht wissen und wird auf Grund der Vorschrift zur Intimität mit einem Fremden genötigt.

Das ärztliche Geheimnis wirkt auf Grund einer seltsamen Dissoziation. Der Patient legt seine Lebensgeschichte und seinen Körper bloß, so als wenn sie sich außerhalb seines inneren Lebens befänden. Der Arzt untersucht die Lebensgeschichte und den Körper des Patienten, so als ob sie Objekte wären. Für die medizinische Situation gibt es wahrscheinlich gar keine andere Lösung, und für sie genügt das ärztliche Geheimnis. Der Körper ist ohnehin nicht derart verborgen wie die Seele; seine Realitäten sind objektiviert und allgemein bekannt, während die Seele ihrem Wesen nach persönlich und verborgen ist. Daher suchten die alten Ärzte in ihrem Forschen nach dem Sitz der Seele sie in den vorborgensten Schlupfwinkeln des Körpers, gerade so wie die medizinisch beeinflußten Analytiker unserer Tilge das psychische Leben aufs engste mit den „intimen", den „geheimen" Körperteilen in Verbindung bringen.

Falsche Geheimnisse und solche, die aus falschen Gründen geheim gehalten werden, schneiden den Menschen von der Gemeinschaft ab und wirken wie Gift von innen her; daher wirkt die Beichte kathartisch und Kommunikation therapeutisch. Der paranoide Anspruch auf absolute Loyalität, der nur Angst vor Verrat und Exponiertwerden ist, beweist, daß man nicht mehr fähig ist, zu lieben und verletzt zu werden. Liebe ist nur dort, wo Verrat möglich ist, andernfalls riskiert sie nichts. Liebe in Sicherheit ist der kleinere Teil der Liebe. Ein Geheimnis dieser Art ist ein Abwehrmechanismus, der zu paranoider Einsamkeit führt: man ist allein mit dem eigenen Geheimnis und niemand ist da, dem man vertrauen könnte. Ein anderes Geheimnis, das aus falschen Gründen bewahrt wird, ist dasjenige des kleinen Kindes, das im Genuß seines Allmachtgefühls auf seinem Geheimnis besteht. Für das Kind ist ein solches Verhalten notwendig, aber das erwachsen gewordene Kind führt dieses Modell oft weiter; es herrscht durch Zurückhalten. Sowohl das paranoide wie das kindliche Geheimnis isolieren den Menschen auf falsche Weise von der Gemeinschaft.

Ein Geheimnis bewahren kommt von der etymologischen Wurzel: etwas auf der Seite, getrennt halten. Geheimnis gehört grundsätzlich zur Individualität. In einer Familie z. B. kann sich eine Individualität nicht entwickeln, wenn deren einzelne Glieder nicht gewisse Geheimnisse *mit*einander und andere *vor*einander bewahren können. Was du geheim hältst, hält dich getrennt, und in deinem geheimen Leben beginnst du deine individuelle Seele zu entdecken. (Ein Grund für die Schwierigkeit, ein Geheimnis zu bewahren, liegt darin, daß es so schwer ist, die eigene Individualität aufrechtzuerhalten.)

Wenn man ein Geheimnis erzählt, läßt man einen andern in die geheiligten Bezirke der eigenen Individualität eintreten. Man bewahrt ein Geheimnis so lange, bis man überzeugt ist, daß der andere, mit dem man es zu teilen bereit ist, es ebenfalls als geheiligt betrachtet. Voraussetzung hierfür ist eine vertrauensvolle Beziehung zwischen zwei Personen. Vertrauen entwickelt sich langsam durch Verstehen und Dialektik. *Ein Geheimnis kann nur von zwei Menschen geteilt werden, nicht von einem Menschen und einem Beruf.* Wenn der Analytiker seine Persönlichkeit im Sinne des ärztlichen Geheimnisses zurückhält und hofft, eine Atmosphäre herstellen zu können, in der er nur den objektiven Reflektor der Ereignisse darstellt, dann kann er sehr wohl verhindern, daß der Patient jene Eröffnungen macht, die er nicht nur aus sich herausstellen muß, sondern die mit einem andern menschlichen Wesen zu teilen er verzweifelt nötig hat. Wir öffnen uns nicht nur, um ein Geheimnis *heraus*zulassen, sondern ebensosehr, um einen andern *in* unser Geheimnis *ein*zulassen. Der analytische Standpunkt sieht Geheimnisse als etwas zu Teilendes an, wie etwa ein gemeinsames Mahl. Weil Teilhabe an einem Geheimnis eine Beziehung aufbaut, kann der Widerstand eines Patienten, sich zu eröffnen oder sich womöglich psychologisch testen zu lassen, ein guter Beginn für die analytische Arbeit sein. Er zeigt, wie hoch er sein eigenes privates Leben, seine Seelengeschichte, bewertet. Geheimhaltung verhindert aber genaue Diagnosestellung; Geheimnis steht dem apollinischen Drang, alles ans Licht zu bringen, entgegen. Daher hat der medizinische Standpunkt die Tendenz, alle Geheimnisse als falsche Geheimnisse anzusehen. Sie müssen dem Patienten durch Abreagieren und Katharsis ausgetrieben werden. Sie müssen frei erzählt werden, so wie sie einem in den Sinn kommen, um „reinen Tisch" zu machen. Daher wurde die Freudsche Analyse ursprünglich als „Redekur" bezeichnet.

Die analytische Beziehung in dem von uns vom ersten Kapitel an aufgefaßten Sinne ist ein geheimes Bündnis. Das Vertrauen in sie entwickelt sich am Geheimnis. Wenn es für den Analytiker ethisch falsch ist, das Vertrauen zu brechen und über den Analysanden zu reden, dann ist es auch ein Verrat an dem geheimen Bündnis, wenn der Analysand über seine Analyse und den Analytiker diskutiert. Das Geheimnis, das die beiden miteinander teilen, kann von *keiner Seite* ohne Vertrauensbruch gelüftet werden. Ein Geheimnis preisgeben gleicht dem Nichteinhalten eines Versprechens, in unserm Fall des Versprechens der Analyse. Dieses Versprechen ist nicht die Hoffnung auf ein bestimmtes Ergebnis, wenn es auch den Vergleich mit der Schwangerschaft nahelegt. Das von den Partnern geteilte Geheimnis enthält ein Versprechen für kommende Dinge. Der erste Schritt beim Bau des analytischen Gefäßes, das das analytische Versprechen umschließt, liegt daher im Einbau eines Geheimnisses.

Jung hat dieses „analytische Gefäß" in seinen alchemistischen Studien bildlich umschrieben. Die gegenseitige Loyalität der beiden Partner in ihrer gemeinsamen Arbeit ist eine unabdingbare Notwendigkeit der Arbeit selbst. Ohne das geheime Bündnis können wir der Selbstmordgefahr nicht standhalten. Dieses Geheimnis ist mehr als eine aus ethischen Prinzipien stammende Vorschrift. Es hat ganz andere Voraussetzungen, die näher bei jenen der religiösen Mysterien liegen.

Das Wort Mysterium kommt vom griechischen *myein,* was sowohl das Schließen der Blütenblätter als dasjenige der Augenlider bedeutet. Es bezeichnet die natürliche Bewegung des Verbergens und zeigt die fromme Scheu vor den Geheimnissen des Lebens, dessen Hälfte sich im Dunkeln abspielt. Analytiker, welche die Übertragung nur vom sexuellen Gesichtspunkt aus betrachten, können leicht übersehen, daß Scham, Verbergen und Mysterium auch Tugenden sein können. Es gibt Vorgänge, die verschwiegen werden müssen, wenn sie richtig ablaufen sollen. So gehört

Verschwiegenheit zu jeder schöpferischen Arbeit, zur Beziehung der Liebenden, zum Gebet, zur Kontemplation, zur religiösen Sammlung. Das außerordentlich Eindrückliche unserer stärksten Erlebnisse liegt gerade darin, daß sie so geheim und intim sind, daß sie nur uns selbst, unser persönlichstes, individuellstes Ich angehen. Nicht alles, was im Dunkeln liegt, ist verdrängt. Und was in der Tiefenpsychologie in der Tiefe liegt – auch wenn es auf Grund eines biologischen Denkmodells als in Nacht und Schmutz verankert angesehen wird – muß unten bleiben. Die Quelle ist der Sicht verborgen.

Die Analyse geht beim Heraufholen von Verdrängtem vorsichtig zu Werke. Da das Verdrängte ohnehin in der einen oder andern Form wieder auftaucht, kann ein im Geiste des *furor agendi* betriebenes Aufwühlen des Grundes die ganze Pflanze gefährden. Gehen wir daher in der Aufdeckung verdrängter Sexualität nicht zu weit, und exponieren wir nicht, was zu verbergen natürlich ist. Das Numinose wird von Tabus bewacht, und die Geschlechtsteile werden in den meisten menschlichen Kulturen bedeckt. Eine zu freie Diskussion der Sexualität kann das Gefühl für die Geheimsphäre verletzen, mit der das sexuelle Leben naturgemäß verbunden ist. Geschlechtsverkehr wird im allgemeinen nicht öffentlich betrieben, und die Stadien der Zeugung, angefangen bei den Bewegungen der Ei- und der Samenzellen bis zu Befruchtung und Schwangerschaft, vollziehen sich im Dunkeln. Damit soll gesagt sein, daß wir bei der Enthüllung sexueller Geheimnisse und Schuld sexuelle Mysterien und Schamgefühl im Dunkeln lassen sollen.

Als Analogie zum analytischen Mysterium kann vielleicht am besten das religiöse Mysterium dienen. Während der ein Geheimnis Bewahrende etwas Bekanntes für sich behält, betrifft das Mysterium das Unbekannte und Unwißbare. Der Teilnehmer an einem religiösen Mysterium hat teil an einer Erfahrung, die er nicht selbst ausgelöst hat. Er ist Zeuge einer göttlichen Epiphanie, eines Dramas, in das seine Seele einbezogen wird, und durch diese Erfahrung wird er gewandelt. Seine Zeugenschaft ist nicht diejenige eines unbeteiligten Beobachters, noch ist seine emotionale Partizipation diejenige eines Enthusiasten. Seine Teilnahme bedeutet, daß er offen ist für das Kommende und sich bereithält, durch etwas seinen Willen Übersteigendes innerlich angerührt zu werden. Wer in Griechenland an den großen Mysterien teilgenommen hatte – und es konnten Tausende auf einmal sein –, sprach niemals über das, was geschehen war, und daher „wissen" wir heute noch nicht wissenschaftlich genau, was in diesen Mysterien vorging und wie sie sich abgewickelt haben. Jene Menschen schwiegen, weil Sprechen Tod bedeutet hätte. Ein Mysterium, an dem man teilgehabt hat, bringt nicht nur Geheimnis, nicht nur Diskretion mit sich, sondern bewirkt eine überwältigende, schweigende Ergriffenheit, die es unmöglich macht, zu jemandem davon zu sprechen, der es nicht ebenfalls erlebt hat. *Die Teilnehmer selbst „wissen" nicht.* Das religiöse Leben entspringt solchen Erlebnissen, und ein Gotteshaus entsteht, wo immer ein Mysterium sich ereignet hat. Auch aus dem analytischen Mysterium entwickeln sich natürlicherweise gewisse Kultformen.

Man kann nicht über ein Mysterium berichten; denn man kann nicht über das sprechen, in dem man sich befindet. „Über" heißt „von außen", und dorthin zu gehen, wo ein Bericht möglich ist, würde heißen, den Ort zu verlassen, an dem man steht. Der Teilnehmer an einem Mysterium ist so lange in ihm, als das Gefäß geschlossen ist. Aus einer lebendigen Erfahrung dadurch heraustreten, daß man über sie redet, heißt an ihrer Lebendigkeit nicht mehr teilnehmen. Es heißt Tod.

Wenn die analytische Beziehung tatsächlich ein geheimes Bündnis und der analytische Prozeß ein Mysterium ist, dann kann ein Teil des Geheimhaltens der Übertragung nicht nur als Ausflucht und Widerstand angesehen werden, sondern als ein legitimer Aspekt des Prozesses. Der Analysand ist nicht ein medizinischer Patient, der versucht, Teile seiner Lebensgeschichte zu verheimlichen. Er ist vielmehr gezwungen, seine Seele so lange zurückzuhalten, bis er spürt, daß das Band zwischen ihm und dem Analytiker nicht eine programmatische, durch eine berufliche Vorschrift auferlegte, sondern eine reale Verbindung ist. In einem späteren Zeitpunkt, wenn die Analyse sich auf die Trennung hin bewegt, kann diese Phase sogar durch das Bewahren von Geheimnissen gekennzeichnet sein. Der andere beginnt seine Seele zurückzuhalten und seine Individualität durch seine eigene, ungeteilte Erfahrung zu nähren.

Dies führt uns zu den folgenden Feststellungen: Erstens, Widerstand, Zurückhalten von Geheimnissen, Schweigen und Argwohn verlangsamen den Prozeß. Diese Hindernisse sind so schwer zu überwinden, daß man sich fragen muß, weshalb sie überhaupt auftreten, wenn nicht vielleicht aus dem Grund, um die Wandlung solider und dauerhafter zu machen. Geheimhaltung festigt also nicht nur die Bande zwischen den beiden Partnern, sondern auch die Integration, die in der Psyche des Analysanden vor sich geht. Wenn ein Analysand bei der freien Assoziation blockiert wird, ist das ein Anzeichen für einen widerstehenden Komplex. Wie wir gesehen haben, können Komplexe aber nicht gewaltsam aufgelöst und in ihrem Widerstand gebrochen werden. Ihr Kern ist immer eine gefühlsbetonte Vorstellung, eine uneinnehmbare Erfahrungsfestung, die geheimgehalten werden muß, weil sie ein grundsätzlich unbekanntes und numinoses Mysterium darstellt. Dieser Kern kann nicht ins Bewußtsein treten, bevor sein archetypischer Sinn sich in Erfahrungen dartut – und das kann ein Leben lang dauern. *Widerstand und Geheimhaltung basieren daher auf dem Unbekannten und Unwißbaren im Zentrum des psychischen Lebens.*

Zweitens ist ein Analytiker durchaus im Recht, wenn er sich standhaft weigert, in einer Arbeit jedes Detail einer Analyse darzulegen. Es gibt Dinge, die nie gesagt werden können, nicht einmal wenn der Analysand bereits gestorben ist, denn Geheimnisse gehören einer Seele an, und ob auch die Seele gestorben ist, wissen wir nicht. Es gibt auch Dinge, die deshalb nie gesagt werden dürfen, weil sie nicht gesagt werden können, weil sie sich der Formulierung entziehen. Eine Formulierung verwandelt das Unbekannte im Zentrum des psychischen Lebens in ein „Problem“. Und psychologische Probleme dürfen nicht mit den Mysterien der Seele verwechselt werden; sonst werden einerseits Probleme mystifiziert und andererseits wird man versucht, Mysterien zu „lösen“. Die Seele, wenn auch problematisch, ist kein Problem, sondern ein Mysterium. Der Analytiker, wenn auch ein Problemloser, ist ebenso sehr ein „myste", ein Eingeweihter, der das Geheimnis bewahrt. *Probleme können gelöst, Mysterien nur erfahren werden.*

Drittens ruht der Widerstand des Analytikers gegen das Erklären menschlichen Verhaltens auf festem Grund. Seine Gefühle erwachsen nicht aus romantischer Verschwommenheit und einer Vorliebe für dunkle Andeutungen. Im Gegenteil, der Analytiker dient Apollo, und er arbeitet Tag und Nacht an Klärung und Erleuchtung. Er muß scharf denken und präzis sprechen. Die Analyse selbst lehrt jedoch ihre Adepten, wieviel vom menschlichen Leben im Unbewußten verborgen liegt. Wenn der Analytiker dieses Dunkel akzeptiert, kann er in seinem Bereich arbeiten. Wenn die Seele ein Mysterium ist, werden Erklärungen ohnehin nie das Wesentliche treffen.

Das Mysterium des therapeutischen Prozesses ist der eigentliche Hintergrund des analytischen Geheimnisses. Es ist etwas völlig anderes als das ärztliche Geheimnis, was bedeutet, daß weder ärztlich-akademischer Grad noch Eid und Ehrenkodex notwendig sind, um die Geschlossenheit des Gefäßes zu gewährleisten. Das geschlossene Gefäß ist der Behälter der transzendenten, überpersönlichen Kräfte der Seele, welche die Heilung herbeiführen. Diese Heilung wird hinter den Kulissen vorbereitet. Es gibt Menschen, welche diese überpersönlichen Kräfte als Götter erfahren haben, deren Auftreten im Heilungsprozeß diesen zu einem Drama macht, das sich in den Träumen widerspiegelt. Jeder Traum besitzt eine dramatische Struktur, und die Traumserie enthüllt die Verwicklungen, die szenischen Veränderungen und die *dramatis personae* der Seelengeschichte. Das therapeutische Drama ist ein langes mythologisches Epos, an dem die Götter, der Patient und der Analytiker mitwirken. Wenn die Götter auf die Bühne kommen, fällt alles in Schweigen, und die Augenlider schließen sich. Überwältigt taucht man, zunichte werdend, in den tiefen Strom der Lethe. Beim Wiederaufsteigen kann niemand genau sagen, was geschah; man weiß nur, daß man gewandelt worden ist.

Bibliographie

Achille-Delmas, F.: *Psychologie pathologique du suicide.* Paris, 1932.

Alexander, I. E. und Adlestein, A. M.: „The psychology of death: three recent studies". *Internat. J. Parapsy.,* III, 2, 1961.

Augustinus. *Über den Gottesstaat (De civitate Dei).* Heidelberg, 1948.

Bartel, R.: „Suicide in eighteenth-century England: the myth of a reputation". *Huntington Library Quarterly,* XXIII, 2, 1960.

Benz, E.: „Das Todesproblem in der stoischen Philosophie", *Tübinger Beiträge zur Altertumswissenschaft.* Stuttgart, 1929.

Bettelheim, B.: *The Informed Heart.* Glencoe, Ill., 1960.

Blackstone, W.: „Public wrongs", *Commentaries on the Laws of England,* IV. (15th. ed.) London, 1809.

Bridgman, P.W.: *The Intelligent Individual and Society.* New York, 1938.

Brown, N. O.: *Life against Death.* New York, 1959.

Burnet, Macfarlane: *Natural History of Infectious Disease.* (3rd. ed.) Cambridge, 1962.

Camus, A.: *Der Mythos von Sisyphos.* Hamburg, 1960.

Christou, E.: *The Logos of the Soul.* (Dunquin Press, Blackwells, Oxford), Vienna/Zurich, 1963.

Clark-Kennedy, A. E.: *Human Disease.* London, 1957.

Crocker, L. G.: „Discussion of suicide in the eighteenth Century". *J. Hist. Ideas,* XIII, 1, 1952.

Curtis, H. J.: „Biological mechanisms underlying the aging process". *Science,* 141, 3582, 1963.

Des Étangs, A.: *Du suicide politique en France depuis 1789 jusqu'à nos jours.* Paris, 1860.

Dubos, R.: *Mirage of Health.* London, 1960.

Durkheim, E.: *Le Suicide.* Paris, 1912.

Eissler, K. R.: *The Psychiatrist and The Dying Patient.* New York, 1955.

Ekstein, R. und Wallerstein, R. S.: *The Teaching and Learning of Psychotherapy.* New York, 1958.

Eliot, T. S.: *Four Quartets.* London, 1944.

Entralgo, P. Lain: „Menschliche Gesundheit und menschliche Vollkommenheit". *Antaios,* IV, 5, 1963.

— *Mind and Body.* London, 1955.

Epidemiological and Vital Statistics Report, 14, 5. World Health Organization. Geneva, 1961.

Farberow, N. L. und Shneidman, E. S. (eds.): *The Cry For Help.* New York, 1961.

Fedden, R.: *Suicide.* London, 1938.

Federn, Meng, Sadger, Lorand, et al. „Selbstmord". *Zschft. f. psychoanal. Pädagogik,* III, 11/12/13, 1929.

Feifel, H. (ed.): *The Meaning of Death.* New York, 1959.

Frederiksen, Sv.: „The soul and healing in Eskimo Shamanism". (Vorlesungen am C.G. Jung-Institut, Zürich, 1963).

Freud, S.: „Zur Technik". *Gesammelte Schriften,* Band VI, Leipzig/ Wien/ Zürich, 1925.

— „Jenseits des Lustprinzips". *Gesammelte Schriften,* Band VI. „Zeitgemäßes über Krieg und Tod". *Gesammelte Schriften,* Band X.

— „Die Frage der Laienanalyse", „Nachwort zur ‚Frage der Laienanalyse'". *Gesammelte Schriften,* Band XL

Freud, Sachs, Jones, Horney, Nunberg, Reich, Alexander, et al.: „Diskussion der ‚Laienanalyse' ". *Internat. Ztschrft. f. Psychoanal.,* XIII, 1, 2, 3, 1927.

Gordon, R.: „The death instinct and its relation to the Self". *J. Analyt. Psychol.,* 6, 1961.

Heidegger, M.: *Sein und Zeit,* I. Halle, 1927.

Herzog, E.: *Psyche und Tod.* Zürich, 1960.

Heywood und Massey: *Court of Protection Practice.* London, 1961.

Hillman, J.: *Emotion: A Comprehensive Phenomenology of Theories and Their Meanings for Therapy.* London, 1960.

— „Training and the C.G. Jung-Institut, Zurich". *J. Analyt. Psychol.,* 7, 1962.

Hume, D.: „On suicide". *The Philosophical Works of David Hume,* IV. Boston and Edinburgh, 1854.

Jackson, D. D.: „Suicide“. *Scientif. Amer.,* November 1954.

Jacobsohn, H.: „Das Gespräch eines Lebensmüden mit seinem Ba“. *Zeitlose Dokumente der Seele.* Zürich, 1952.

Jankelevitch, V.: „La pensée de la mort et la mort de l'être pensant“. *Filosofia della Alienazione e Analisi Esistenziale,* ed. E. Castelli. Padova, 1961.

Jones, E.: *Das Leben und Werk von Sigmund Freud,* Band III. Bern/Stuttgart, 1962.

Jung, C.G.: *Über die Psychologie des Unbewußten.* Zürich, 1948 (enthalten in „Zwei Schriften über Analytische Psychologie“, Gesammelte Werke Band 7, 1964).

— *Psychologie und Alchemie.* Zürich, 1952.

— „Seele und Tod“. *Wirklichkeit der Seele.* Zürich, 1947.

— „Über Wiedergeburt“. *Gestaltungen des Unbewußten.* Zürich, 1950.

— *Praxis der Psychotherapie.* Zürich, 1958.

— (mit A. Jaffé) *Erinnerungen, Träume, Gedanken.* Zürich, 1963.

Kerényi, K.: *Der Göttliche Arzt.* Darmstadt, 1956.

— „Die religiöse Idee des Nichtseins“. *Die Religion der Griechen und Römer,* München/Zürich, 1963.

Klopfer, B.: „Suicide: the Jungian point of view“. *The Cry for Help,* ed. Farberow and Shneidman, q. v.

Lawrence, D. H.: *The Complete Poems.* London, 1957.

Le Moal, P.: *Suicide, chantage du suicide, chez l'enfant et l'adolescent.* Paris, 1944.

Leopold, A. C.: „Senescence in plant development“. *Science,* 134, 1727, 1961.

Lewin, B. D. und Ross, H.: *Psychoanalytic Education in the United States.* New York, 1960.

Marti-Ibanez, F. Centaur: *Essays on the History of Medical Ideas.* New York, 1958.

Mayer, C. F.: „Metaphysical trends in modern pathology“. *Bull. Hist. Med.* 1952.

Meerloo, J. A. M.: *Suicide and Mass Suicide.* New York, 1962.

Meier, C. A.: *Antike Inkubation und Moderne Psychotherapie.* Zürich, 1949.

— „Gedanken über ärztliche und nichtärztliche Psychotherapie". *Schweiz. Ztschr. f. Psychol.,* 4, 1946.

Meillet, A.: *Dictionnaire Étymologique de la Langue Latine.* Paris, 1951.

Menninger, K.: *Love against Hate.* New York, 1942.

— *Man against Himself.* New York, 1938.

Morgenthaler, W.: „Letzte Aufzeichnungen von Selbstmördern". *Beiheft z. Schweiz. Ztschr. f. Psychol. u. i. Anwend.,* I. Bern, 1945.

Natanson, M.: „Death and Situation". *Amer. Imago,* 16, 4, 1959.

Olmsted, J. M. D. und Olmsted, E. H.: *Claude Bernard and the Experimental Method in Medicine.* New York, 1952 (1961).

Osis, K.: „Deathbed observations by physicians and nurses". *Parapsy. Monographs,* 3. New York, 1961.

Osler, W.: „To the editor of the Spectator". Oxford, 4. November 1911. S. Feifel, p. 248.

Panofsky, D. und E.: *Pandora's Box.* Bollingen Series. New York, 1956.

Plato: *Phaidon.*

Plessner, H.: „Über die Beziehung der Zeit zum Tode". *Eranos Jahrbuch* XX. Zürich, 1952.

Prince, G. S.: „Medical psychology?" *Brit. J. Med. Psychol.,* 36, 299, 1963.

Ringel, E.: *Der Selbstmord.* Wien und Düsseldorf, 1953.

— *Neue Untersuchungen zum Selbstmordproblem.* Wien, 1961.

Robbins, S. L.: *Textbook of Pathology.* Philadelphia, 1957.

Roblin, M.: „Le nom du médecin dans les langues d'Europe et les origines de la médecine". *Médecine de France,* 122, 1961.

Sarasin, P.: „Zur Frage der Laienanalyse". *Schweiz. Ztschr. f. Psychol. u. i. Anwend.,* XV, 1, 1956.

Sartre, J.-P.: *L'Être et le néant.* Paris, 1943.

Severinghaus, A. E. et al: *Preparation for Medical Education in the Liberal Arts Colleges.* New York and London, 1953.

Shneidman, E. S.: „Orientation towards death". *The Study of Lives,* ed. R. W. White. New York, 1963.

— und Farberow, N. L.: „Suicide and death". In Feifel, q. v.

Simon, H. J.: *Attenuated Infection.* Philadelphia, 1960.

Skeat, W. W.: *Etymological Dictionary of the English Language.* 4th ed. 1910.

Spinoza: *Ethik,* IV.

Sprott, S. E.: *The English Debate on Suicide from Donne to Hume.* La Salle, Ill., 1961.

de Stael (Baronesse d'Holstein): „Réflexions sur le suicide". *Œuvres complètes,* III, Paris, 1820/21.

Stengel, E., Cook, N. und Kreeger, I. S.: *Attempted Suicide.* London, 1958.

Sym, J.: *Life's Preservative against Selfkilling or an Useful treatise concerning Life and Self-murder . . .* London, 1637.

Turner, J. W. C.: *Kenny's Outlines of Criminal Law.* Cambridge, 1952.

— ed *Russell on Crime.* London, 1958.

Walde, A.: *Vergleichendes Wörterbuch der Indogermanischen Sprachen.* Berlin und Leipzig, 1930.

Wartmann, W. B.: *Medical Teaching in Western Civilization.* Chicago, 1961.

Webb, W. B.: „An overview of sleep as an experimental variable (1940 bis 1959)". *Science,* 134, 1421-1423, 1961.

Wesley, J.: „Thoughts on suicide". *Works,* XV. London, 1812.

Williams, M.: „The fear of death". *J. Analyt. Psychol.,* (Part I) 3, 1958; (Part II) 7, 1962.

Willoughby, C. A. und Chamberlain, J.: *MacArthur 1941-1951 – Victory in the Pacific.* London, 1958.

Zimmer, H.: *Mythen und Symbole in indischer Kunst und Kultur.* Zürich, 1951.

— *Abenteuer und Fahrten der Seele,* Zürich, 1961.

WEITERE DEUTSCHE TITEL VON DAIMON

R. Abt / I. Bosch / V. MacKrell - Traum und Schwangerschaft
Susan Bach - Das Leben malt seine eigene Wahrheit
W.H. Bleek und L.C. Lloyd - Mythen und Märchen der Buschmann-Völker
Susann Bosshard-Kälin & Elena Fischli (Hrsg.) - Spruchreif: Frauenleben im Kanton Schwyz im 20. Jahrhundert
Heinrich-Karl Fierz - Die Psychologie C.G. Jungs und die Psychiatrie
Marie-Louise von Franz - Träume
- Psyche und Materie
- Psychotherapie
- Archetypische Dimensionen der Seele
- Die Visionen des Niklaus von Flüe
- Passion der Perpetua

von Franz / Frey-Rohn / Jaffé - Im Umkreis des Todes
Liliane Frey-Rohn - Von Freud zu Jung
- Nietzsche: Jenseits der Werte seiner Zeit

James Hillman - Selbstmord und seelische Wandlung
- Suche nach Innen

Siegmund Hurwitz - Lilith, die erste Eva
Aniela Jaffé - Streiflichter zu Leben und Denken C.G. Jungs Historischer Kommentar von Elena Fischli
- Religiöser Wahn, Schwarze Magie
- Bilder und Symbole aus E.T.A. Hoffmanns „Der Goldne Topf"
- Mystik und Grenzen der Erkenntnis
- Der Mythus vom Sinn
- Parapsychologie, Individuation, Nationalsozialismus
- Aus C.G. Jungs letzten Jahren und andere Aufsätze
- Geistererscheinungen

C.G. Jung - C.G. Jung im Gespräch
Hayao Kawai - Die Frauen um Prinz Genji
- Myôes Traumchronik
- Harmonie im Widerspruch

Karl Kérenyi - Neuhumanismus und Anthropologie des Griechischen Mythos
Helen M. Luke - Sinn des Alters
René Malamud - Drei Aufsätze
Gitta Mallasz - Die Antwort der Engel
- Die Engel erlebt
- Weltenmorgen
- Sprung ins Unbekannte
- CD: Mein Erlebnis der Engel, 1983
- CD: Die Brücke zwischen Unten und Oben, 1985

WEITERE DEUTSCHE TITEL VON DAIMON

C.A. Meier - Der Traum als Medizin
- Die Empirie des Unbewußten
- Die Bedeutung des Traumes
- Bewusstsein
- Persönlichkeit

Erich Neumann - Kunst und schöpferisches Unbewusstes

Erna Ronca - FIS, Schätzchen!

Satprem - Der kommende Atem
- Das Mental der Zellen
- Der Aufstand der Erde
- Evolution II

A. & R. Schweizer (Hrsg.) - Bausteine: Reflexionen zur Psychologie von C.G. Jung
- Die Weisheit hat ihr Haus gebaut: Psychologische Aspekte des Weiblichen
- Begegnungen mit C.G. Jung: Das Journal von Sabi Tauber (1951–1961)
- C.G. Jung: Briefe an Hedy Wyss 1936 – 1956

Miguel Serrano - Meine Begegnungen mit C.G. Jung und Hermann Hesse

Bani Shorter - Frauen und Initiation

Ernst Spengler - Psychotherapie und das Bild vom Menschen

Arno Stern - Der Malort

Eva Wertenschlag & Kaspar Birkhäuser - Der rote Faden

Heinz Westman / Paul Tillich - Gestaltung der Erlösungsidee

Toni Wolff - Studien zu Jungs Psychologie

Luigi Zoja - Sehnsucht nach Wiedergeburt

Daimon Verlag
Hauptstrasse 85 Am Klosterplatz
8840 Einsiedeln, Schweiz
Tel.: +(41)(55) 412 22 66
Email: daimon@daimon.ch
Eine ausführliche Beschreibung der englischsprachigen Titel finden Sie auf unserer Internetseite: **www.daimon.ch**

Auslieferung Deutschland & Österreich:
Verlagsauslieferung Robert Ullrich
Zur Wallfahrtskirche 5
D-97483 Eltmann
Telefon: (09522) 30 45 80
Email: info@schachversand-ullrich.de

Vertrieb in der Schweiz:
Balmer Bücherdienst
Kobiboden 3
CH-8840 Einsiedeln
Telefon: (0848) 840 820
Email: info@balmer-bd.ch
www.balmer-bd.ch

oder: Daimon Verlag
Email: daimon@daimon.ch